U0200088

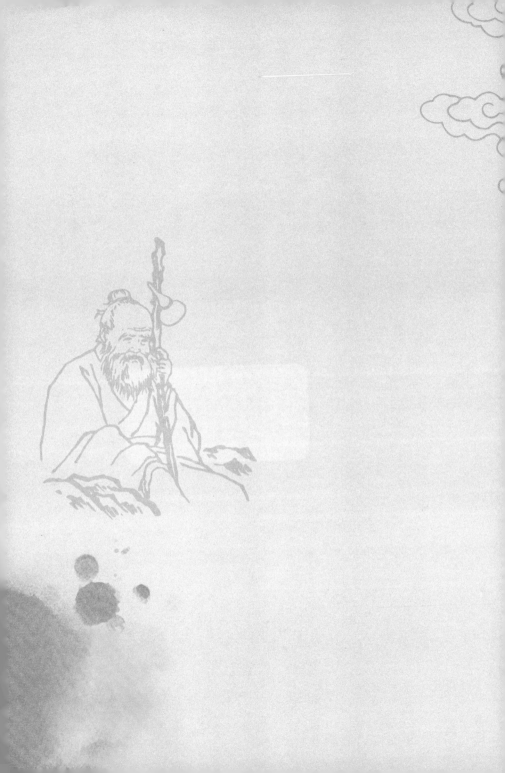

摄生心悟

夏春明　编著

南东求　审订

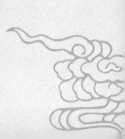

图书在版编目（CIP）数据

摄生心悟/夏春明编著. —北京：学苑出版社，2020.11
ISBN 978-7-5077-6070-5

Ⅰ.①摄…　Ⅱ.①夏…　Ⅲ.①中医学　Ⅳ.①R2

中国版本图书馆 CIP 数据核字（2020）第 214565 号

责任编辑：付国英
出版发行：学苑出版社
社　　址：北京市丰台区南方庄 2 号院 1 号楼
邮政编码：100079
网　　址：www.book001.com
电子信箱：xueyuanpress@163.com
电　　话：010-67603091（总编室）、010-67601101（销售部）
印　刷　厂：北京市京宇印刷厂
开本尺寸：890×1240　1/32
印　　张：8.25
字　　数：285 千字
版　　次：2021 年 1 月第 1 版
印　　次：2021 年 1 月第 1 次印刷
定　　价：48.00 元

丛书总序

中医药作为国粹，已成为最具代表性的中国元素。它在造福人类的同时，逐渐被世界所认同。习近平主席曾指出："中医药是中国古代科学的瑰宝，也是打开中华文明宝库的钥匙。"他还特别强调："充分发挥中医药独特优势，推进中医药现代化，推动中医药走向世界，切实把中医药这一祖先留给我们的宝贵财富继承好、发展好、利用好，在建设健康中国，实现中国梦的伟大征程中谱写新的篇章。"

的确，中医药文化源远流长，积淀深厚，犹如一座丰富的宝藏。但是，中医药文化，有它独特的存在方式，除了业已传世的一些中医药典籍和文献外，还有大量的中医药文化资源散布在民间，有的以家学传承的方式传承。毫不讳言，如不引起重视，这些宝贵的中医药文化资源，就可能会随着时间的流逝而消失。因此，抢救、挖掘和整理这些祖宗留给我们的宝贵中医药文化资源时不我待，更是我辈义不容辞的责任。这是一项服务当代、造福后世的大事、好事。在倡导健康中国的今天，中医药的特色优势日渐凸显。做好这项工作，也恰逢其时。

为此，我们尝试着组织一批专家、学者，编写了《鄂东中医药文化系列丛书》，为传承中医药文化尽一份力。我们深知，编写这部丛书，不是一件容易的事情。到底如何做？经过慎重考虑，我们认为还是从基础工作做起，以局部为突破口，再逐步展开。丛书的内容设置，分历代名医、中医中药、医案医话、单方验方、医德医风、医家典故等等。而这部丛书，作为黄冈市中医医院中医药文化研究项目、黄冈市中医药学会研究课题，即是其研究成果之一。希望通过我们的努力，能起到抛砖引玉的作用，唤起更多的人关注中医药文化，从而参与到中医药文化的抢救、挖掘、整理的工作中来，不断地丰富和拓展丛书的内容，从而实现传承中医药文化的愿望。我们在努力，我们也在期待。

夏春明*

2019 年 11 月

---

* 作者系湖北省黄冈市卫生局原党组书记，现任黄冈市中医药学会会长、《本草》杂志主编。

南　序

何谓摄生？一般辞书均解释为："保养身体，求得健康长寿。"可以说，人类自有生命之始，便有了保护身体的意识，希望生命长久。

有谁不希望生命能健康长寿呢？

《黄帝内经》是我国现存最早的中医理论专著，也是我国传统医学集大成之作，被奉为中医理论的奠基鼻祖。书中开篇之文《上古天真论》中，就借黄帝岐伯二人的问答，提出了生命的长短问题。

黄帝问："余闻上古之人，春秋皆度百岁，而动作不衰；今时之人，年半百而动作皆衰者，时世异耶？人将失之耶？"用今人的话说：我听说上古的人们，都能年过百岁而动作毫不衰弱；而现在的人哩，年岁刚过半百，动作就显得衰老而没有气力了。这是不是时代不同所致，抑或现在的人们，不懂得摄生规律所致？这话问得好。

岐伯答："上古之人，其知道者，法于阴阳，和于术数，饮食有节，起居有常，不妄作劳，故能形与神俱，而尽终其天年，度百岁乃去。"用今人的话说：上古时代的人，特别是懂得摄生的人，能够按照大自然的变化规律而起居生活，按照摄生方法和有效途径，去加以适应、调和，尽力趋于正确。做到饮食有节制，作息有规律，不过度操劳，也不过度房事。所以，他们的形体与神气都很旺盛，相互协调统一，因而便能活到人类自然寿命，至少超过百岁才辞世。两千多年前的先贤们，回答得多好啊。

尽管人类已经过数千年，积累了丰富的文化遗产，拥有了先进的科学技术，而今天依旧存在这个问题：有人长寿，有人短命。寿过百岁的老人毕竟是少数，但人类却一直在孜孜探求这个命题的完善答案。其实，《黄帝内经》早已回答了这个问题。书中次篇《素问·四气调神大论》中就回答了："圣人不治已病治未病，不治已乱治未乱。"这话是什么意思呢？用今天的话说，聪明而有贤德的人，不主张等生了病之后再去治疗，而强调在生病之前就要先做好预防。这有如国家治乱，不是在混乱发生后才去治理，而应在发生之前就去有效防止，做到防微杜渐。这个预防，就是要求人们未病之前应保养身体，力求健康，使人长寿。显然，这就是摄生要达到的目的。可见摄生于人，是何等之重要啊！

不久前，夏君春明先生将他近数年来的精心之作——《摄生心悟》的电子书稿传给了我。他还告诉我，这本书，是他多年积累所得。我知道，仅书中的资料积存，就非一日之功。更何况它还需要厚实的学养、明确的方向、恒定的目标和不懈的追求，这就更非一日之功了。

点开书的扉页，一看目录，便知全书列有十个章目。开章即是"典籍述录"。大凡略通祖国医学史者，即知中医摄生典籍及相关的摄生论述可谓不胜枚举。而春明先生通过大量阅读择其优者，编入是书，故书中所选，皆是摄生名篇、久传不失者。以此作为诸章之首，可知选者著述用意。如何领会诸篇要旨呢？书中列有"野鹤按"字样，此皆作者的研读心得和摄生要领，亦可为本书阅读的向导。其后依次所列四个章目，既是春明先生多年来对大量摄生文献细读、深思的见证，更是他多年躬身实践、探索的结晶。"顺天应时"，是摄生的必然规律，此摄生之"大道"也，或曰摄生之要旨也。摄生，宜顺于天、应于时。此即是《黄帝内经》中所强调的"道"。书中列有十二时辰对应摄生规律表，颇有摄生价值，可供读者诸君细细咀嚼，用心体会。这是先贤们历尽长期探索、反复验证之后的摄生成果。

人欲得以安养，饮食摄养和药物补养，这两者尤为重要，彼此相辅相成，相得益生。若以"药食同源"而论，则二者合一也。食之适宜，人得以生；食之失宜，人得而害。药之适宜，病得以治，补得以强；若药之失宜，病而反重，身而反害。因此，饮食也好，药补也好，均须遵循规律，不可违背规律。

论及"情志调养"，这既是摄生的最佳途径，也是摄生的最高境界。此摄生理念，亦源于《黄帝内经》所述。历代先贤探索摄生之道，无不强调"情志"之重要。《养生大要》曰："善养生者，养内；不善养生者，养外。"所谓"养内"，主要是情志的调养。善养内者，情志调养之善者也。因此，细心读者若反复体会，可知撰者深意及摄生奥妙。

其后的"要诀名方""妙语箴言""诗歌民谚""别裁实录"，则是春明先生多年积累，侍奉于摄生爱好者，以供之随意展卷查阅，并依其所好，各取所得。"野鹤杂谈"一章置于书末，是春明先生摄生的专文专述，如对酒之利弊的论述，既述其源、言其利，亦论其害、示其诫。明代临证医学大家万密斋，是一代名医，亦是著名摄生大家，其所著《养生四要》，广传世间，至今仍为摄生名著，并列为中医院校教材。而其专论酒疾之《点点经》，却鲜为人知。万氏论酒，言酒固然于医于人有利，然世人伤于酒者，比比皆是，其弊却远远大于其利，酒害于世甚矣。是以春明先生警之："酒虽好，但要慎饮、少饮，切忌纵酒、酗酒。"春明先生论酒之利弊，与万氏论酒，其意契合。是以读者诸君，当念拳拳之诚，于摄生必有良获。

举目而今书市，美其名曰养生之书，放眼皆是。而春明先生为何尚撰此书呢？

春明先生说："时下，出现了一股前所未有的养生热，市面上关于养生的书刊，可谓眼花缭乱，养生方法五花八门，以致人们莫衷一是。然而，我们要真正了解摄生内涵，认识摄生规律，掌握摄生要领，找到一条正确的摄生途径，还是要从传统的中医摄生学中，去寻找可信的答案。"

至此，我不禁想起清代一位贤德名士。

名士江氏，字涵暾，号笔花。他既是一方名医，亦为一方首长。曾为仕东粤前后六载，亲眼目睹粤地百姓，每患疾病，不求于医，却迷信鬼神，以致许多病人延误医治。而粤地之医，亦多"理法未清"，治则多失，以致病人"默受其误"，终莫能知。江氏深为恼之。后因患病而引退，然感于粤民多病，复因庸医而误治，虽己身缠于病，仍心念粤民，引退之后，未返故里（今浙江吴兴）归安，却隐居粤地民间，精采张仲景、李杲、张景岳、程钟龄等诸医论述，苦心研究，经数年撰成《笔花医镜》，于粤地刻印，广传粤地，欲使粤民得书而能自治诸病。正如江氏《自序》中所言："俾人人得有简要之方……诚愿有志者熟玩是编，据为要领，而旁参诸大家之说，自可一览了然，将近以事亲，远以济众，于生灵不无稍补焉。"江氏为解粤民疾苦，其心殷殷，其言切切，仁者之慈，可谓感化天地、动人心魄也。江氏为官不过六年而已，然引退后，奋志著书立说，以解生民病苦，其济世之志、爱民之心，却深令后人钦敬，至今粤地人民仍深深怀念这位父母官。其书也一直流传粤地。至此言之，继笔花之情之志，今春明先生其思其德，亦续而可感也。

昔大医孙思邈，念天下苍生之艰难，历六十载之辛苦，"博采群经，删裁繁重，务在简易"，编成《备急千金要方》，特于《序》中曰："人命至重，有贵千金。一方济之，德逾于此，故以为名也。"以"千金"示生命之贵，正因如此，孙翁一生淡于名利，远于权势，愿为民间医生。隋文帝、唐太宗、唐高宗三朝皇帝，延请入仕，皆推而不就。却为解民苦，尽平生之力而搜集药方，以救民于水火之中。其大德于世，千古敬之。春明先生敬其为楷模，述其摄生之道，冀生民于福音，善养身体，健康长寿，以越百岁。至此，若得《摄生心悟》一读，其心可明，其情可感，其德可嘉，祈寿久矣。

不揣愚鲁，谨以为序。

南东求*

2019 年 10 月 16 日谨撰于京城西红门

---

* 作者南东求系黄冈职业技术学院教授。

目　录

人类寿限知多少

"生命诚可贵"，因为生命，对于每个人来讲只有一次，不能重来。那么，人的寿限到底是多少呢？这历来是个备受人们关注的问题。古人把人类寿限称为"天年"（即人的自然寿命）。《黄帝内经·素问》载："上古之人，知其道者，法于阴阳，和于术数，食饮有节，起居有常，不妄作劳，而尽终其天年，度百岁乃去。"这个"天年"（即"百岁"），是不是可以理解为人类最高寿限呢？传说彭祖寿高 800 余岁，而现代人寿命超过百岁的也时有报道。其实，对人类寿限，当代科学家们也在不断研究。根据有关资料显示，大致上有以下几种说法。

其一，细胞分裂次数说

1961 年，美国海弗利克从人胚胎二倍体成纤维细胞的实验中发现，细胞分裂次数的极限为 50 次，分裂周期为 2.4 年（即 2.4 年分裂一代），这种情况称为"海氏极限"。

人类寿命上限的计算方法为：细胞分裂次数（50）× 细胞分裂周期（2.4）＝ 人的寿命上限（120 岁）。

其二，生长期限长短说

生物学家浦风氏提出，哺乳动物寿命取决于生长期的长短，寿命为生长期的 5~7 倍，人类生长期约 20~25 岁，人的寿限应为 100~175 岁。

其三，性成熟期长短说

有的学者认为，寿命与性成熟期的长短有关。哺乳动物的最高寿限为其性成熟期的 8~10 倍。计算方式为：人的性成熟期（14~15 岁）×（8~10）=（112~150）岁。

其四，变异系数说

前苏联学者阿列克赛·日尔蒙斯基 1983 年提出自然界演化间隔的变异系数（宇宙变异系数）为 15.15，每 11 年人生要发生一次大变异，故以 11 年 × 15.15 ≈ 167（岁），为人类的寿限。

上述四种说法，各有所长。以前三种的说服力较强，但至今尚无统一的定论。（《周易与中医学》）

综合以上种种说法，无论是哪一种，人类的寿限都在百岁以上，完全可以超出古人所说的"天年"。但是，即便是"天年"百岁，古往今来，真正能超过的人凤毛麟角。这不能不说是人类生存与发展的一大憾事。诚然，人类不能达到自然赋予的寿命，原因是多方面的。除了疾病、战争，以及自然灾害等因素外，很大程度上，与养生保健有着密切关系。传统的中医学认为，医与养是密不可分的，而养是前提，是基础。明代养生家高濂说："生身以养寿为先，养身以却病为急。"《黄帝内经》特别提出"上工治未病"，强调的就是养生重要性。健康需要未病先防，未病先养，防重于治。因此，必须牢固树立"治未病"的观念。

关于养生，历来提法也很多，有尊生、摄节、摄生、卫生、保生、道生、遵生、养生等等。养生是一个很大的课题，涉及社会生活方方面面。具体到每个人，养生的路径有精神的、形体的，从养生方法上讲，有饮食养生、医药养生、情志养生、运动养生，等等。善养者则寿长，不善养者则寿短。随着社会的发展，人们生活条件的改善，养生普遍受到重视。时下，出现了一股前所未有的养生热，市面上关于养生的书刊，可谓令人眼花缭乱，养生方法五花八门，以致人们莫衷一是。然而，我们要真正了解养生内涵，认识养生规律，掌握养生要领，找到一条正确的养生途径，还是要从传统的中医养生学中，去寻找可信的答案。

一、典籍述录

　　中医养生学是关于人体生命的科学，融合了儒、释、道三家思想，凝聚了中华传统文化的精华。历代医家在养生实践中，不断丰富和发展了这些理论，从而形成了完善的理论体系。中医养生学，源远流长，博大精深。我们在探究生命奥秘、寻找科学养生方法的同时，应当注重那些养生经典，熟读那些养生经典。如此，对于揭示并掌握长寿的密码，是大有裨益的。因为，这些养生经典，是我们先贤长期养生实践的结晶。

（一）《黄帝内经》论摄生

　　野鹤按：《黄帝内经》是一部重要的中医经典，同时，也是一部摄生经典。"天人合一""阴阳五行"思想，渗透在这部经典的方方面面，并成为核心指导思想。所谓"天人合一"，是说人禀天地之气以生，"天地合气，命之曰人"。人与自然是一个统一体，"天有所变，人有所应"。专家认为，顺应天地自然是"天人合一"养生的根本原则。而"阴"与"阳"在中医学理论中，是两个极为重要的概念。《素问·阴阳应象大论》曰："阴阳者，天地之道也，万物之纲纪，变化之父母，生杀之本始，神明之府也，治病必求于本。"据此，养生之目的，就是要使体内的阴阳调和，与外界的阴阳保持协调平衡，"阴平阳秘，精神乃治"。自然界分布着五行（即金、木、土、水、火）之常气，以运化万物。人体秉承着五行运化的正常规律，因此，才有五脏生理功能的变化。这些养生思想和原则，在《黄帝内经》中都得到了充分体现。《素问·四气调神大论》中即提出"不治已病治未病"的防治原则。强调"春夏养阳，秋冬养阴"。养生要适应自然规律，顺时而养，只能顺，不能逆。"故阴阳四时者，万物之始终也，生死之本也，逆之则灾害生，从之则苛疾不起，是谓得道。"

春三月，此谓发陈（生发、发散），天地俱生，万物以荣，夜卧早起，广步于庭，被（被，同披）发缓形，以使志生，生而勿杀，予而勿夺，赏而勿罚，此春气之应、养生之道也。逆之则伤肝，夏为寒变，奉长者少。

野鹤按：春季属木，对应人的五脏为肝。这个季节自然界阳气生发，万物复苏，且欣欣向荣。正是肝木当令之时，而肝主疏泄，性喜调达。此时，养生顺应自然，着眼于一个"生"字，重在养肝护肝。要求人们晚睡早起，放松形体，舒缓精神。饮食调养，则宜升补助阳，多食甘辛之味。春季养"生"，要使阳气得以宣达。"逆之则伤肝，夏为寒变，奉长者少"。

夏三月，此谓蕃秀，天地气交，万物华实，夜卧早起，无厌于日，使志无怒，使华英成秀，使气得泄，若所爱在外，此夏气之应，养长之道也。逆之则伤心，秋为痎疟（泛指疟疾），奉收者少，冬至重病。

野鹤按：夏季属火，对应人的五脏为心。清代医学家徐大椿《医学源流论》曰："心为一身之主，脏腑百骸皆听命于心，故为君主。"中医认为，心主血脉，主神志。心脏正常搏动，依赖于心气充沛，而血液充盈、脉道畅通是血液运行的基本条件，心脏正常与否直接影响到人体的健康与寿命。心的特性：心为阳脏而主阳气。心阳在夏季最为旺盛，功能最强。夏季养生，要顺应夏阳盛于外的特点，注重对心脏的养护，要保持心情舒畅，晚睡早起，饮食要低脂，低盐，以清淡食物为主，注意养护阳气，着眼于一个"长"（zhǎng，上声；生长），"逆之则伤心，秋为痎疟（泛指疟疾），奉收者少，冬至重病。"

秋三月，此谓容平，天气以急，地气以明，早卧早起，与鸡俱兴，使志安宁，以缓秋刑，收敛神气，使秋气平，无外其志，使肺气清，此秋气之应，养收之道也。逆之则伤肺，冬为飧泄（指泻出未消化的食物。又称完谷不化的泄泻），奉藏者少。

野鹤按：秋季属金，对应人的五脏为肺。而肺主气，司呼吸。秋季气候干燥，阳气渐收，阴气渐长。历来有萧瑟秋风之说，"自古逢秋悲寂寥"之叹。秋季也是人体阴阳代谢、阳消阴长的过渡时期。根据"春夏养阳、秋冬养阴"的养生规律，重在护肺。以养收为原则，要神志安宁，心情舒畅，"早卧早起，与鸡俱兴"，加强锻炼。在饮食选择上，应以益胃生津、滋阴润肺为宜。秋，主养"收"之道，"逆之则伤肺，冬为飧泄，奉藏者少。"

冬三月，此谓闭藏，天冰地坼，无扰乎阳，早卧晚起，必待日光，使志若伏若匿，若有私意，若已有得，去寒就温，无泄皮肤，使气亟（频数、屡次）夺，此冬气之应，养藏之道也。逆之则伤肾，春为痿厥，奉生者少。

野鹤按：冬季属水，对应人的五脏为肾。冬季天寒地冻，万物闭藏。中医认为，肾是生命活动的本原，肾火旺则生命力强。肾的生理特性：主闭藏。"肾藏精，宜藏而不宜泄，宜潜不宜露"。冬季养生，应顺应自然界闭藏的规律，以敛阴护阳为根本。"早卧晚起以待日光"。饮食调养，要遵循"秋冬养阴""无扰乎阳""虚则补之，寒者温之"的古训，以多补而少泄为宜。冬，主养"藏"之道，"逆之则伤肾，春为痿厥，奉生者少。"

长夏（即夏秋之交）属土，对应人的五脏为脾。脾为"后天之本""气血生化之源"，运化食物，输布津液，主统摄血液。元代医学家李东垣说："脾胃伤则元气衰，元气衰则人折寿。"长夏湿热尤甚，故护脾养脾，最为关键。

经曰：肝旺于春，心旺于夏，脾旺于长夏，肺旺于秋，肾旺于冬。

逆春气，则少阳不生，肝气内变；逆夏气，则太阳不长，心气内洞；逆秋气，则太阴不收，肺气焦满；逆冬气，则少阴不藏，肾气独沉。

夫四时阴阳者，万物之根本也，所以圣人春夏养阳，秋冬养阴①，以从其根，故与万物沉浮于生长之门。逆其根，则伐其本，坏其真矣。故阴阳四时者，万物之始终也，生死之本也，逆之则灾害生，从之则苛疾不起，是谓得道。道者，圣人行之，愚者佩②之。从阴阳则生，逆之则死，从之则治，逆之则乱。反顺为逆，是谓内格③。是故圣人不治已病治未病，不治已乱治未乱，此之谓也。夫病已成而后药之，乱已成而后治之，譬犹渴而穿井，斗而铸锥，不亦晚乎！

（二）彭祖《彭祖摄生养性论》

野鹤按：若论养生，不能不提到彭祖。传说他是养生大家，养生有术，其寿高八百岁。因此，彭祖历来被国人视为长寿之祖，养生之宗，自古医家和道家尤为推崇。据载，彭祖，为先秦道家先驱之一。名篯铿，陆终第三子。生于四川彭山，封于徐州彭城，子孙以国为氏。彭祖，为大彭国第一代始祖。那么，他到底有何养生秘诀？在《彭祖摄生养性论》中，他强调"养性""守神""常日淡泊，不亲狂荡"，

---

① 春夏养阳，秋冬养阴：养阳，即养生养长；养阴，即养收养藏。春夏季节自然界阳气生发，人应顺应调养阳气；秋冬季节自然界阴气收敛，人应顺应调养阴气。

② 佩：与悖同，古通用。悖，违背；违反。

③ 内格：格，拒也。人体内在生理功能与自然界四时阴阳变化不相协调。

可见一斑。

彭祖说："神强者长生，气强者易灭。柔弱畏威，神强也；彭怒骋志，气强也。凡人才所不至而极思之则志伤也。力所不胜而极举之则形伤也。积忧不已则魂神伤矣，愤怒不已则魄神散矣。喜怒过多，神不归室；憎爱无定，神不守形。汲汲而欲，神则烦；切切所思，神则败。"

"人生一世久远之期，寿不过三万日。不能一日无损伤，不能一日无修补。徒责神之不守，体之不康，岂不难乎？足可悲矣。是以养生之法不远唾，不骤行。耳不极听，目不久视。坐不至疲，卧不及极。先寒而后衣，先热而后解。不欲过饥，饥则败气。食诫过多，勿极渴而饮，饮诫过深。食过则结块成疾，饮过则痰癖结聚。……若不营摄养之术，不顺和平之道，须臾气衰于不竟之际，形枯于声色之前。劳其渺渺之身，惟其戚戚之思。闻斯道养深可修慎。是以真人常日淡泊，不亲狂荡；而愚者纵意未至损身，已先败其神魂，伤其魄矣，悲夫。"

《养生寿老集》按：彭祖名铿，为我国著名长寿者，据称到商末已经 767 岁，尚未现龙钟，故通称他有八百高龄。他活到八百岁当然是虚的，但能享高寿大概属实。……所谓彭祖的摄生理论，重点在于"神"字，魂、魄从之，主张要淡泊、和平以葆神。此外，对生活上的一些琐碎细节，也很重视，不厌其烦地细加缕析。

（三）嵇康《养生论》

野鹤按：嵇康《养生论》，是中国古代最有影响的养生专论，是对老庄养生思想的继承发展。在这篇论著中，他对精神于形体的决定作用、神与形相互依存的关系、"服食养身"的养生方法、声色酒食之伤体、喜怒哀乐之伤神而损寿等问题，做了系统阐述。他所主张的养生，要求形神兼备，即既要注重形体，更要注重精神。只有做到"清虚静泰，少私寡欲""守之以一，养之以和"，才能达到延年益寿的目的。

世或有谓神仙可以学得，不死可以力致者；或云上寿百二十，古今所同，通此以往，莫非妖妄者。此皆两失其情，请试粗论之。

夫神仙虽不目见，然记籍所载，前史所传，较而论之，其有必矣。似特受异气，禀之自然，非积学所能致也。至于导养得理，以尽性命，上获千余岁，下可数百年，可有之耳。而世皆不精，故莫能得之。

何以言之？夫服药求汗，或有弗获；而愧情一集，涣然流离。终朝未餐，则嚣然思食；而曾子衔哀，七日不饥。夜分而坐，则低迷思寝；内怀殷忧，则达旦不瞑。劲刷理鬓，醇醴发颜，仅乃得之；壮士之怒，赫然殊观，植发冲冠。由此言之，精神之于形骸，犹国之有君也。神躁于中，而形丧于外，犹君昏于上，国乱于下也。

夫为稼于汤之世，偏有一溉之功者，虽终归于焦烂，必一溉者后枯。然则，一溉之益固不可诬也。而世常谓一怒不足以侵性，一哀不足以伤身，轻而肆之，是犹不识一溉之益，而望嘉谷于旱苗者也。是以君子知形恃神以立，神须形以存；悟生理之易失，知一过之害生。故修性以保神，安心以全身，爱憎不栖于情，忧喜不留于意，泊然无感，而体气和平；又呼吸吐纳，服食养身：使形神相亲，表里俱济也。

夫田种者，一亩十斛，谓之良田，此天下之通称也。不知区种可百余斛。田、种一也，至于树养不同，则功效相悬。谓商无十倍之价，农无百斛之望，此守常而不变者也。

且豆令人重，榆令人瞑，合欢蠲忿，萱草忘忧，愚智所共知也。熏辛害目，豚鱼不养，常世所识也。虱处头而黑，麝食柏而香，颈处险而瘿，齿居晋而黄。推此而言，凡所食之气，蒸性染身，莫不相应。岂惟蒸之使重而无使轻，害之使暗而无使明，熏之使黄而无使坚，芬之使香而无使延哉。

故神农曰'上药养命，中药养性'者，诚知性命之理，因辅养以通也。而圣人不察，惟五谷是见，声色是耽，目惑玄黄，耳务淫哇，滋味煎其腑脏，醴醪鬻其肠胃，香芬腐其骨髓，喜怒悖其正气，思虑销其精神，哀乐殃其平粹。夫以蕞尔之躯，攻之者非一涂；易竭之身，而外内受敌。身非木石，其能久乎？

其自用甚者，饮食不节，以生百病；好色不倦，以致乏绝；风寒所灾，百毒所伤，中道夭于众难。世皆知笑悼，谓之不善持生也。至于措身失理，亡之于微，积微成损，积损成衰，从衰得白，从白得老，从老得终，闷若无端。中智以下，谓之自然。纵少觉悟，咸叹恨于所遇之初，而不知慎众险于未兆。是由桓侯抱将死之疾，而怒扁鹊之先见，以觉痛之日，为受病之始也。害成于微，而救之于著，故有无功之治；驰骋常人之域，故有一切之寿。仰观俯察，莫不皆然。以多自证，以同自慰，谓天地之理，尽此而已矣。纵闻养生之事，则断以所见，谓之不然；其次狐疑，虽少庶几，莫知所由；其次自力服药，半年一年，劳而无验，志以厌衰，中路复废。或益之以畎浍，而泄之以尾闾，欲坐望显报者；或抑情忍欲，割弃荣愿，而嗜好常在耳目之前，所希在数十年之后，又恐两失，内怀犹豫，心战于内，物诱于外，交赊相倾，如此复败者。

夫至物微妙，可以理知，难以目识。譬犹豫章生七年，然后可觉耳。今以躁竞之心，涉希静之涂，意速而事迟，望近而应远，故莫能相终。

夫悠悠者既以未效不求，而求者以不专丧业，偏恃者以不兼无功，追术者以小道自溺。凡若此类，故欲之者万无一能成也。

善养生者则不然也，清虚静泰，少思寡欲。知名位之伤德，故忽而不营，非欲而疆禁也；识厚味之害性，故弃而弗顾，非贪而后抑也。外物以累心不存，神气以醇白独著。旷然无忧患，寂然无思虑。又守之以一，养之以和。和理日济，同乎大顺。然后蒸以灵芝，润以醴泉，"晒"以朝阳，绥以五弦，无为自得，体妙心玄。忘欢而后乐足，遗生而后身存。若此以往，庶可与羡门①比寿，王乔②争年，何为其无有哉！

《古今名人长寿要妙》按：嵇康《养生论》是中国养生学史上第一篇较全面、较系统的养生专论，是对中国养生学理论的一项重大贡献。后世养生大家如葛洪、陶弘景、孙思邈等无不依而从之。他指出，人的智慧与欲望，虽出于人的本性，但若不加以节制任其所之，则将永无止境，会"伤生害性，乃至动而置于死地"。因此，对富贵、名位、酒色等必须加以节制，使之适可而止。他认为，养生有五难：贪名利，好喜怒，耽声色，嗜滋味，多思虑。主张"以道德为师友"，来除去五难。认为"道德日全，不祈善而有福，不求寿而自延，此养生大理之所致也"。此外，他又强调全面养生，即既养神又养形，既养外又养内，对各种养生术，要兼而有之，反对偏执一端。这些养生观点，显然既具有科学性，亦具有现实意义。

（四）陶弘景《养性延命录》

野鹤按：陶弘景的《养性延命录》，是历史上公认的养生重要著作。其养生方法有服食、导引（呼吸运动与躯体运动）。但他更注重养性，即精神调摄，"天道自然，人道自己"。他提出养生要"十二少"，戒"十二多"，也被后世养

---

① 羡门：古代传说中的神仙。
② 王乔：古代传说中的仙人王子乔。一说为，周灵王的太子。

生家视为要诀，唐代名医孙思邈对此进行了充分发挥。而导引则为后世道家所看重，并不断予以运用和充实。

"列子曰：少而勤行，壮而竞时，长而安贫，老而寡欲，闲心劳形，养生之方也。列子曰：一体之盈虚消息皆通于天地，应于万类。张湛曰：人与阴阳通气，和之于始，和之于终，静神灭想，生之道。始终和则神志不散。"

"夫形生愚智，天也；强弱夭寿，人也。天道自然，人道自己。始而胎气充实，生而乳食有余，长而滋味不足，壮而声色有节者，强而寿；始而胎气虚耗，生而乳食不足，长而滋味有余，壮而声色自放者，弱而夭。生长全足，加以导养，年未可量。道机曰：人生而命有长短者，非自然也，皆由将身不谨，饮食过差，淫佚无度，忤逆阴阳，魂神不守，精竭命衰，百病萌生故不终其寿。"

"……小有经曰：少思，少念，少欲，少事，少语，少笑，少愁，少乐，少喜，少怒，少好，少恶。行此十二少，养性都契也。多思则神殆，多念则志散，多欲则志昏，多事则形劳，多语则气乏，多笑则脏伤，多愁则心摄，多乐则意溢，多喜则妄错昏乱，多怒则百脉不定，多好则专迷不治，多恶则憔煎无权。此十二多不除，丧生之本也。"

"张湛《养生集·序》曰：养生大要，一曰啬神，二曰爱气，三曰养形，四曰导引，五曰言语，六曰饮食，七曰房室，八曰反俗，九曰医药，十曰禁忌。过此以往，义可略焉。"

"彭祖曰：养寿之法，但莫伤之而已。夫冬温夏凉，不失四时之和，所以适身也。彭祖曰：重衣厚褥，体不劳苦，以致风寒之疾；厚味脯腊，醉饱厌饫，以致聚结之病；美色妖丽，嫔妾盈房以致虚损之祸；淫声哀音，怡心悦耳，以致荒耽之惑；驰骋游观，弋猎原野，以致发狂之失；谋得战胜，兼弱取乱以致骄逸之败。"

"真人虽常服药物，而不知养性之术，亦难以长生也。养性之道，不欲饱食便卧及终日久坐，皆损寿也。人欲小劳，但莫至疲，及强所不能堪胜耳。人食毕，当行步踌躇有所修为快也。故流水不腐，户枢不蠹，以其劳动数故也。故人不能夜食。食毕，但当行中庭如数里可佳。饱食即卧，生百病，不消成积聚也。食欲少而数，不欲顿而多难销。常如饱中饥，饥中饱。故养性者，先饥乃食，先渴而饮，恐觉饥乃食，食必多；盛渴乃饮，饮必过。食毕当行，行必使人以粉摩腹数百过大益也。"

"经曰：道者，气也。保气则得道，得道则长存。神者，精也。保精则神明，神明则长生。精者，血脉之川流，守骨之灵神也。精去则骨枯，骨枯则死矣，是以道务实其精。从夜半至日中为生气，从日中后至夜半为死气。常以生气时正僵卧瞑目握固，固者如婴儿之拳，以四指押拇指也。闭气不息，于心中数至二百乃口吐气出。如此身神具、五脏安。能闭气至二百五十，华盖明，耳目聪明，举身无病，邪不干人也。凡行气，以鼻纳气，以口吐气，微而引之名曰长息。纳气有一，吐气有六。纳气一者，谓吸也；吐气有六者，谓吹、呼、嘻、呵、嘘、呬，皆出气也。凡人之息，一呼一息，元有此数。欲为长息吐气之法：时寒可吹，时温可呼。

委曲治病：吹以去风，呼以去热，嘻以去烦，呵以下气，嘘
以散滞，呬以解极。"

《养生寿老集》按：陶弘景，生活在南北朝时期，是药
学家、道家、养生家。齐高祖时为相，后辞官归隐，过上隐
居修行生活，以回归自然而自得其乐。时人称"山中宰相"，
一生著述颇丰，其《养性延命录》是他的一部养生专著。

（五）孙思邈摄生要术

野鹤按：孙思邈①是古代一位传奇式的名医，被时人尊
为"药王"。其主要著作有《千金要方》《千金翼方》。他深
谙养生之道，在养生方面的理论和实践，可以说无人企及。

孙思邈提出的"养生十要"，是集唐代以前历代养生理
论之大成，系统而又全面，通俗而易懂，且贴近生活实际。
他有一个著名的养生比喻。人的生命如一盏燃烧着的灯，当
油尽灯灭之时，生命也就终结了。因此，他认为，在灯油多
少不能改变的情况下，用大炷点燃，灯亮的时间就会短；用
小炷点燃，灯亮的时间就会长。这个比喻，生动而形象。他

---

① 孙思邈：史载生于 581 年，逝于 682 年。亦曰生于 541 年，逝于
682 年，是唐代著名医学家，人称"药王"，又号真人。他的医学著作《千
金要方》《千金翼方》，被称为中医百科全书。他的养生主张，已从那种虚
无缥缈的神仙之说解脱出来，提倡从实际出发，养生方法要"不违情性之
欢，不弃耳目之好，而顾眄可行""易则易知，简则易从"。他据此原则，
对养生之道作了具体详尽通俗的论述，叫人一看就懂，一学就会，而不是
老庄之玄奥莫测。

告诉人们，人的生命是有限的，"是以人之夭寿，在于撙节，若消息得所，则长生不死，恣其情欲则命同朝露也。"所以，人要长寿，就要懂得节护，如果过奢、过贪，纵欲，不知节制，生命就会短促。他特别强调：要谨守"十二少"，戒除"十二多"。孙思邈不仅注重养生理论研究，还十分重视养生实践，身体力行，故而享高寿140余岁（亦曰102岁），实属史上罕见，奇迹也。历代养生家，无不高山仰止。

宋书功的《古今名人长寿要妙》指出：孙思邈总结其养生要妙，归纳为十大要术："一曰啬神，二曰爱气，三曰养形，四曰导引，五曰言语，六曰饮食，七曰房室，八曰反俗，九曰医药，十曰禁忌。"这十个方面的内容，实用而有效，故为后世养生家所推崇。

1. "摒外缘"以养神

人有三宝：精、气、神。神是人身三宝之一。神以精为根，以气为用，是人的生命的象征。《黄帝内经》说："得神者昌，失神者亡。"就是说，神的存在标志着生命的活跃，神的消失意味着生命的完结。孙思邈的所谓"啬神"，其意义就在于强调人身"神"的重要性，指出养生的首要方法就是从各方面珍惜人身之神，即珍惜保存精力，不妄作劳，以求健康长寿而尽天年。孙思邈把人的生命比喻成一盏燃烧着的油灯，油尽灯灭，生命也就完结了。油的多少虽然不能改变，但点燃的方式不同，燃烧的时间长短，自然也就不同了。人生大限，不过百年，而节护适当，却可延寿。

啬神之法，即养性之术。所谓养性，就是要养成有益于健康的生活习性："夫养性者，欲所习以成性，性自为善。"性善则内外百病不起，灾害无由以生。孙氏所说的"性善"，实际上是良好的道德修养问题。

啬神之要，还须节制情志和七情以养神。神者为心所主，表现为精神情志思维活动。七情者喜怒忧思悲恐惊是也。分属于五脏，过用则能伤五脏。心主喜，暴喜则伤心；肝主怒，大怒则伤肝；脾主思，久思不解则伤脾；悲忧属肺，悲哀忧愁则伤肺；肾主恐，大惊猝恐则伤肾。

孙思邈养生啬神，继承了陶弘景"十二少""十二多"的经验。他认为，十二多不除，皆能伤神夺志，使营卫失度，气血妄行，危害人生，百病由此而生。故为养生之大忌。

上述十二少、十二多（见陶弘景《养性延命录》），规定了养生者的行为规范。其核心之要，不过是独立守神，不受外界干扰而已。若能摒弃一切外来干扰，独立于世俗随习之外，真正做到"恬淡虚无，真气从之，精神内守"，那么，疾病无由以生，长寿可得而至矣。啬神之法，一言以蔽之，"摒外缘"而已。

2."依时摄养"以保气

气也是人身三宝之一。气和精，同为神的物质基础。神是人的生命活动的表现，气是生命活动的动力。欲得健康长寿，不能不谨养其气。孙氏援引抱朴子的一个比喻，把人的整体看作一个国家，神就像这个国家的君主，气就是这个国家的人民。"夫爱民所以全其国，惜气所以全其身，民散则国亡，气竭则身死。"治国一定要爱民，养生一定要爱气。养生的目的，就是防止衰老，延缓衰老，要达到这个目的，就必须爱气、养气。指出善于养生的人能够使气有余，气有余就能"耳聪目明，身体轻强，老者复壮，壮者益强"。

爱气养气，首先，必须懂得人身的精、气、神，是不可分割的。精能化气，气能生精，精气又是神的物质基础，神思过用，必定耗气伤精。一能知"搏节"之义，便为爱气之术。二要依时摄养。人禀天地之气以生，"天地合气，命之曰人。"所以，人体之气，亦随之而有春生、夏长、秋收、冬藏的变化。所以，在不同的季节里，应有不同的生活方式以养生（按：其主要方法是，遵循《黄帝内经》四季养生原则）。春季的养生，应着重于养"生之气"；夏季的养生，应养"长（zhǎng，生长）之气"；秋三月的养生，应注意养"收之气"；冬季的养生，应养"藏之气"。孙氏指出："衣食寝处皆适，能顺时气者，始尽养生之道。故善摄生者，无犯日月之忌，无失岁时之和。"

3. 重养形以强体

所谓养形，即修身之道。形体属阴，乃精之外现，形即身形，所以载气者也。孙思邈从自身的实践中体会到，养形是养生长寿的重要方面。养形的要妙，在于"常欲小劳，但莫大疲及强所不能"，也就是说，要注意使身体保持适度的活动，因为"流水不腐，户枢不蠹"，运动能使人气血流通，经脉和调。但一定要避免过劳，避免勉强去做力不能及的事。否则就会损伤身体，有害健康。例如，"久视伤血，久卧伤气，久立伤骨，久坐伤肉，久行伤筋。"

孙氏指出："不欲甚劳，不欲甚逸……冬不欲极温，夏不欲穷凉。"至于睡眠，尤有讲究。寝处宜随时调整卧时头部的方向，春夏宜向东，秋冬宜向西，不宜向北而卧，床铺也不宜靠在墙壁北面。睡觉要闭口。睡眠中，身体宜卷屈。觉醒时，宜舒展身体。"先卧心，后卧眼。"睡眠中要不断地更换体位。

4. 导引调气，却病延年

导引按摩、吐纳调气，是孙思邈养生要妙的重要内容。前者属健身体操，以动为主，后者为呼吸体操，以静为主。二者均属气功范畴，名动静气功。欲养生者，不但要啬神、爱气、养形，还必须"兼之以导引行气"，久而行之，始能延寿。又说："善摄养者，须知调气方焉，调气方疗万病大患，百日生须眉。"根据孙氏的体会，老人最宜按摩，每日各做三遍，一月之后，可见功效，百病渐除，行动敏捷，身体轻健，饮食增加，耳聪目明，不感觉疲乏，有补益延年之效。

孙氏还提倡调气养生。他传授了一种调治五脏疾病的呼气方法，用六种不同形式的呼气，分别治疗五脏之病。即"呼、吹、嘘、呵、唏、呬"六字诀。若心病，冷用"呼"，热用"吹"；若肺病用"嘘"字；若肝病用"呵"字；若脾病用"唏"字；若肾病用"呬"字，各三十遍。

5. 慎语言以防耗气

孙氏认为，所谓养生，须"从四正"。四正者，言行坐立，言为四正之首。孙思邈强调"言最不得浮思妄想"。要注意防止语多伤气。要求"莫多言""多言则气乏"，少语则气得以充养，不致无谓地耗散。如行不语，食不语，寝不语，不久语等。他认为，人的"五脏如钟磬，不悬则不可发声"，强调"慎言语"。

6. 节饮食以保平安

孙思邈指出："安身之本，必资于食。""不知食宜者，不足以存生也。"饮食得其宜，则能益寿，饮食失其宜，则能致疾。"食能排邪而安脏腑，悦神爽志以资血气。"他认为，饮食养生法，以节俭为第一要妙。提倡节俭和淡食。节俭可以防病，有益于养生。注意五味宜忌搭配，饮食不可偏嗜，偏食日久有伤身体。同时，还要注意进食的时间和多少。例如："善养生者，先饥而食，先渴而饮，食欲数而少，不欲顿而多。"进食多少，其标准以如"饥中饱，饱中饥"。进食时必须去掉一切烦恼，要心平气和地进食，才有益于消化和健康。他主张：凡病，当先"以食治之，食疗不愈，然后命药"。

7. 房室有节保天年

孙思邈认为，性欲要求是人的生理需要，不能绝对禁止，"男不可无女，女不可无男。""无女则意动，意动则神劳，神劳则损寿。"男女之情乃人伦之常，不可强禁，亦不可太过，贵在有节而已。按照他的观点，成年已婚的健康人，每月同房两次，每年二十四次，对身体最为有益。也可根据年龄大小，约定性交频度。如"人年二十者，四日一泄；年三十者，八日一泄；年四十者，十六日一泄；年五十者，二十日一泄；年六十者，闭精勿泄"。孙氏的这种认识，完全符合人的生理要求，与现代医学的认识相符。故人之养生，"凡觉阳气辄盛，必谨而抑之，不可纵心竭意以自贼也"。

节欲保精，并非绝欲。男女合欢乃人伦之常，一贵有节，二贵和谐。

8. 反世俗以求长生

所谓反俗，即反世俗而为之。孙思邈"反俗"二字，概括了他的养生诸法。嵇康讲过"养生有五难"，孙思邈最为赞同。这五难最能说明，反俗对于养生的重要性。"名利不去为一难""于名于利，若存若亡"，淡泊无为，是为反俗，然亦难矣。"喜怒不除为二难"，要求节喜怒和七情，"忍怒以养阴，抑喜所养阳"。"声色不制为三难"，要求节制，抑情节欲，远帷幕，疏情欢。"滋味不绝为四难"，要求节饮食，薄滋味，食清淡。"神虑精散为五难"，要求淡泊宁志，清净无为，以全神气。凡欲养生者，须知此五难，去其五难，反其道而行之，转难为易矣。能反俗者，可与论说养生，能反俗者，可以尽其天年。

9. 服食药饵以保健

所谓医药养生方法，是指服食药物而言。孙思邈发现"百药有济命"之功。他所传服饵药方很多，大多数是采用具有滋补作用的中草药，再经过精心制作而成的。既无毒性，又无副作用，可以长服久服，甚至以代食粮，用作辟谷之品。

10. 严守禁忌以防伤损

孙思邈说："善摄生者，常须慎于忌讳，勤于服食，则百年之内，不惧于夭伤也。"

养生禁忌是多方面的。如德行方面，"常念善勿念恶""常念生勿念杀""常念信勿念欺"。生活起居方面，注意避免贼风邪气的侵袭。在饮食方面，指出了食物不宜过冷过热，因为"热能伤骨，冷能伤肺""久饮酒者，腐烂肠胃，溃髓蒸精，伤神损寿""饮酒不欲使多""勿令至醉"。男女房室方面，"凡新沐、远行、疲乏、饱食、醉酒、大喜、大悲、男女热病、女子月血、新产者，皆不合阴阳"。又须避忌"大风、大雨、大雾、大寒、大暑、雷电霹雳，天地晦冥、日月薄蚀"等。若犯之则"损人神"，男女皆病，生子亦残疾，或低智。

总之，善摄生者，须慎于忌讳，"无犯日月之忌，无失岁时之和。"所谓"一日之忌者，暮无饱食；一月之忌者，暮无大醉；一岁之忌者，暮须远内。终身之志者，常须护气"及"暮无燃烛行房"。所谓"夜饱损一日之寿，夜醉损一月之寿，一接损一岁之寿"。

孙思邈之养生十要，是他毕生养生经验的总结，不但深得养生奥妙，而且简便易行，为后人提供了十分宝贵的养生方法。后世有人把孙思邈的养生经验，总结成孙真人养生铭，铭曰："怒甚偏伤气，思多太损神；神疲心亦役，气弱病相侵。勿被悲欢极，当令饮食均；再三防夜醉，第一戒晨嗔。亥寝鸣天鼓，寅兴漱玉津；妖邪难犯已，精气自全身。

若要无诸病，常当节五辛；安神宜悦乐，惜气保和纯。寿夭休论命，修行本在人；若能遵此理，平地可朝真。"

（六）邹铉《寿亲养老新书》

野鹤按：《寿亲养老新书》，邹铉编著。是一部流传较广的养生著作。该书论养生，认为"春秋冬夏，四时阴阳，生病起于过用""善养生者，保守真元"。五味之于五行对应五脏，强调"是以一身之中阴阳运用、五行相生，莫不由于饮食也"。故在《饮食调治》中，对饮食调养做了具体论述。同时，还强调情志调节的重要性，赠以《古今嘉言》。

"安乐之道惟善保养者得之。孟子曰：我善养吾浩然之气。太乙真人曰：一者少言语养内气，二者戒色欲养精气，三者薄滋味养血气，四者咽精液养脏气，五者莫嗔怒养肝气，六者美饮食养胃气，七者少思虑养心气。人由气生，气由神住，养气全神，可得真道。凡在万形之中，所保者莫先于元气。摄养之道，莫若守中实内以陶和。将护之方，须在闲日安不忘危。圣人预戒，老人尤不可不慎也。春秋冬夏，四时阴阳，生病起于过用。五脏受气盖有常分，不适其性而强云为用之，过耗是以病生。善养生者，保守真元，外邪客气不得而干之。至于药饵，往往招徕真气之药少、攻伐和气之药多。故善服药者，不如善保养。康节先生诗云：爽口物多终作疾，快心事过必为殃。知君病后能服药，不若病前能自防。……偈云：自身有病自心知，身病还将心自医。心境静时心亦静，心生还是病生时。"

"主身者神，养气者精，益精者气，资气者食。食者，生民之天、活民之本也。故饮食进则谷气充，谷气充则气血盛，气血盛则筋力强，故脾胃者五脏之宗也。四脏之气皆禀于脾，故四时皆以胃气为本。生气通天论云：气味辛甘发散为阳，酸苦涌泄为阴。是以一身之中阴阳运用、五行相生，莫不由于饮食也。若少年之人，真元气壮，或失于饥饱、食于生冷，以根本强盛未易为患。其高年之人，真气耗竭五脏衰弱，全仰饮食以资气血，若生冷无节，饥饱失宜，调停无度，动成疾患。……老人之饮食，大抵宜其温热熟软，忌其黏硬生冷。……尊年之人，不可顿饱，但频频与食使脾胃易化，谷气长存。若顿食饱食则多伤满，缘衰老人肠胃虚薄不能消纳，故成疾患。为人子者，深宜体悉。此养老人之大要也。"

"太医孙君仿，字景初，自号四休居士。山谷问其四休，笑曰：粗茶淡饭饱即休，三平两满过即休，不贪不妒老即休，补破遮寒暖即休。"

"山谷四印云：我提养生之四印，君家有所更赠君。百战百胜不如一忍，万言万当不如一默。无可简择眼界平，不藏秋毫心地直。我肱三折得此医，自觉两瞳生光辉。团蒲日静鸟吟诗，炉熏一炷试观之。"

"日峰邱道人诗云：老迟因性慢，无病为心宽。红杏难止雨，青松耐岁寒。"

"述齐斋十乐云：读义理书，学法帖字，澄心静坐，益友清谈，小酌半醺，浇花种竹，听琴玩鹤，焚香煎茶，登城观山，寓意奕棋。"

《养生寿老集》按：宋代陈直《养老奉新书》问世后，甚得养生家之重视。其书共 15 篇，偏重于食治及四时养老。元朝邹铉另加三卷，对前人资料多所征引，并参以自己渊博的经验，合为《寿亲养老新书》，流行甚广。此处所选《饮食调治》出自陈直，余皆邹铉。

（七）刘河间论摄生

野鹤按：刘河间是"金元四大医家"（张子和、李东垣、朱丹溪）之一。同时，也是一位养生家。此篇论著阐明了一个道理："修短寿夭，皆自人为。"故养生之要，在于修炼精、气、神。要调气炼阴阳，即"理顺阴阳，交媾坎离"。他将《易经》中的坎、离两卦（"坎"代表水，"离"代表火），水火相济，以及五行中的土金相生的理论，运用到养生实践中。强调"故修真之要者，水火欲其相济，土金欲其相养""气者生之元也，神者生之制也""形气贵乎安，安则有伦而不乱""精太劳则竭""神太用则劳""精神贵乎保，保则有要而不耗"。这都是养生的至理名言。

刘河间说："《经》曰：观天之道，执天之行，尽矣。盖天一而地二，北辨而南交，入精神之运以行矣。拟之于象则水火也；画之于卦则坎①离②也。两者相须，弥满六合，物物得之，况于人乎。盖精神生于道者也。是以上古真人，

① 坎：即《易经》中的坎卦，代表水。
② 离：即《易经》中的离卦，代表火。

把握万象，仰观日月，呼吸元气，运气流精，脱骨换形。执天机而行六气，分地纪而运五行。食乳饮血，省约保育，日夜流光，独立守神，肌肉若一，故能寿敝天地，无有终时。此其道生之要也。夫道者能却老而全形，身安而无疾。"

"夫水火用法象也，坎离言交变也。万亿之书，故以水为命，以火为性，土为人，人为主性命者也。是以主性命才在乎人，何则？修短寿夭，皆自人为。故《经》曰：精神内守，病安从来。又曰：务快其心，逆于生乐。所以然者，性命在乎人，故人受天地之气，以化生性命也。是知形者生之舍也，气者生之元也。神者生之制也，形以充气，气耗形病，神依气住，气纳神存。修真之士，法于阴阳，和于术数。持满御神，专气抱一，以神为本，以气为马，神气相合，可以长生。故曰：精有主，气有元，呼吸元气，合于自然，此之谓也。智者明乎此理，吹嘘呼吸，吐故纳新，熊经鸟伸，导引按跷，所以调其气也。平气定息，握固凝想，神宫内视，五脏照彻，所以守其气也。法则天地，理顺阴阳，交媾坎离，济用水火，所以交其气也。神水华池，含虚鼓漱，通行荣卫，入于元宫，溉五脏也。服气于朝，闭息于暮，阳不欲迭，阴不欲复，炼阴阳也。以至起居适早晏，出处协时令，忍怒以全阴，抑喜以全阳，泥丸欲多掷，天鼓欲常鸣，形欲常鉴，津欲常咽，食欲常少。眼者，身之鉴也，常居欲频修。耳者，体之牖也，城廓欲频治。面者，神之庭也，神不欲复。发者，脑之华也，脑不欲减。体者，精之元也，精不欲竭。明者，身之宝也，明不欲耗。补泻六腑，陶炼五精，可以固形，可以全生。此皆修真之要也。故修真之要者，水火欲其相济，土金欲其相养。是以全生之术，形气贵乎安，安则有伦而不乱。精神贵乎保，保则有要而不耗。故保而养之，初不离于形气精神，及其至也，可以通神明之出。神明之出，皆在于心，独不见心为君主之官，得其养，则血脉之气王（旺）而不衰，生之本无得而摇也，神之变无得而测也。肾为作强之官，得其养，则骨髓之气，荣而不枯，蛰封藏之本，无得而顾也，精之处无得而夺也。"

"夫一身之间，心居而守正，肾下而立始，精神之居，此宫不可太劳，亦不可竭。故精太劳则竭，其属在肾，可以专啬之也。神太用则劳，其藏在心，静以养之。唯精专然后可以内守。故昧者不知如此，欲拂自然之理，谬为求补之术，是以伪胜真，以人助天，其可得乎。"

《养生寿老集》按：此论为金元名医刘河间著。他很重视养生，还著有《摄生论》，并且自己付诸实践，活到九十高寿。此篇《原道论》，主要是从气、神、精三个生命要素，探讨养生的机理，对当时常用的养生方法如调息、导引、内视、咽津等，具有良好的指导作用。他认为，所谓"气"，有调气、定气、守气、交气以及溉五脏和（调和）阴阳的特殊作用。

（八）丘处机《摄生消息论》

野鹤按：《摄生消息论》，丘处机①著。他将道家的养生思想，同《黄帝内经》的养生理论相结合，分春夏秋冬四季

---

① 丘处机：字通密，号长春子。金元时期著名道士（全真道），享80多岁高寿。

论其养生消息。倡导"道法自然""恬淡虚无"的养生观，对一年四季怎么养生，进行了系统而全面阐述，也是对《素问·四气调神大论》的一个具体解读。丘处机可谓亦道亦医，尤其在养生方面，对后世养生家颇有影响。

春阳初升，万物发萌，正二月间午寒乍热。高年之人多有宿疾，春气所攻则精神昏倦，宿病发动。又兼去冬以来拥炉熏衣，焰炙炊爆成积，至春因而发泄。若稍觉发动，不可便行疏利之药，恐伤脏腑，别生余疾。唯用清风和气、凉膈化痰之剂，或选食治方中性稍凉利，饮食调停以治，自然通畅。若无疾状，不可服药。春日融和，当眺园林亭阁虚敞之处，用摅滞怀，以畅生气。不可兀坐以生他郁。饮酒不可过多。人家自造米曲团饼，多伤脾胃，最难消化，老人切不可以饥腹多食，以快一时，致生不测。天气寒暄不一，不可顿去绵衣。老人气弱骨疏体怯，风冷易伤腠理，时备夹衣，遇暖易之。一重渐减一重，不可以暴去。

夏三月属火，主于长养心气。火旺味属苦，火能克金，金属肺，肺主辛。当夏饮食之味，宜减苦增辛以养肺。心气当呵以疏之，嘘以顺之，三伏内腹中常冷，特忌下利恐泄阴气，故不宜针灸，惟宜发汗。……平居檐下、过廊、弄堂、破窗，皆不可纳凉。此等所在虽凉，贼风中人最暴，惟宜虚堂静室、水亭木阴、洁净空敞之处，自然清凉。更宜调息静心，常如冰雪在心，炎热亦于吾心少减，不可以热为热更生热矣。饮食温暖，不令大饱，其余肥腻当戒。不得于星月下露卧，兼便睡着使人扇风取凉，一时虽快，风入腠理，其患最深。贪凉兼汗身当风而卧，多风痹。

秋三月主肃杀，肺气旺，味属辛。金能克木，木属肝，肝主酸。当秋之时，饮食之味，宜减辛增酸，以养肝气。肺盛则用呬以泄之。立秋以后稍宜和平将摄。但凡春秋之际，故疾发动之时，切须安养，量其自性将养。秋间不宜吐并发汗，令人消烁以至脏腑不安，惟宜针灸。……又当清晨睡后，闭目叩齿二十一下，咽津，以两手搓热熨眼数。多于秋三月行此，极能明目。

冬三月天地闭藏，水冰地坼无扰乎阳，早卧晚起以待日光，去寒就温毋泄及肤。逆之肾伤，春为痿厥，奉生者少。斯时伏阳在内，有疾宜吐，心膈多热，所忌发汗，恐泄阳气故也。宜服酒浸补药或山药酒三杯，以迎阳气。寝卧之时，稍宜虚歇。宜寒甚方加绵衣，以渐加厚，不得一顿便多。不得频用大火烘炙，尤盛损人。手足应心，不可以火灸手，引火入心，使人烦躁。……宜居处密室，温暖衣衾，调其饮食，适其寒温。不可冒触寒风，老人尤甚，恐寒邪感冒多为嗽逆、麻痹、昏眩等疾。冬月阳气在内，阴气在外，老人多有上热下冷之患，不宜沐浴。阳气内蕴之时，若加汤火所通，必出大汗。高年骨肉疏薄，易于感动，多生外疾。不可早出以犯霜威。早起服醇酒一杯以御寒。晚服消痰凉膈之药，以平和心气，不令热气上涌。切忌房事，不可多食炙煿、肉面、馄饨之类。

（九）万密斋《养生四要》

野鹤按：万密斋①。既是中医临证学大家，也是养生学大家。他积一生之养生经验，将养生方法归纳为"四要"。一是"寡欲"。其所谓"寡欲"，不是绝欲，是要求节欲。人，生而有欲。古人讲："夫食色，性也。故饮食、男女，人之大欲存焉。"但是，"欲"可节不可纵。欲多则精耗，精耗则神丧而形枯，导致疾病或早衰。"人能知七损八益，则形与神俱，而尽终其天年。不知此者，早衰之道也。"故善养生者，首当节其欲。二是"慎动"。生命在于运动，这是至理名言。"慎动"不是妄动。动不能"暴"，不能"过"。过则有损，暴则有伤。四损五伤，皆因过用，《易经》曰："吉凶悔吝生乎动。"清代名医曹慈山说："静时固戒动，动而不妄动。"故"君子慎动"。三是"法时"。法者，遵从也，顺也。顺什么呢？根据"天人合一"的养生观，要"顺天应时"。传统中医认为：人与自然界是一个统一整体，自然界的四时阴阳、消长变化，与人体五脏功能活动是相互关联、相互通应的。因此，养生要遵循四时变化规律，"以自然之道，养自然之身。"如"春夏养阳，秋冬养阴""以四时之食，各有所宜也"。四是"却疾"。强调的是

---

① 万密斋：原名万全，号密斋。明代著名的临证医学家、养生学家。他一生著述颇丰，且大多收入清代《四库全书》。其养生"四要"及"六常"法，被后世历代医家奉为养生要诀，也是后世养生理论的重要来源，影响十分深远。

治"未病"。所谓治"未病"，就是在未病之前，要加强预防，加强锻炼，防患于未然，强调要注重一个"防"字，防重于治。"善服药者，不如善保养"，要"慎于医药"。故不能因为追求养生而乱用药。"无病服药，如壁里安柱，为害甚大。"此养生四要，深得养生要旨。现分述如下：

寡欲第一

"夫食色，性也。故饮食、男女，人之大欲存焉。"

"人能知七损八益①，则形与神俱，而尽终其天年，不知此者，早衰之道也。……盖七者，女子之数也。其血宜泻而不宜满。八者，男子之数也，其精宜满而不宜泻。故治女子者，当耗其气以调其血，不损之则经闭而成病矣。男子者，当补其气以固其精，不益之则精涸而成疾矣。古人立法，一损之，一益之。制之于中，使气血和平也。"

"男子，补气固精；女子，抑气调血。"

"今之养生者曰：心，神之主也；肾者，精之府也；脾者，谷气之本也。三者交养，可以长生。"

---

① 七损八益：《玉房秘诀》载"七损八益"房中术。所谓七损：指对健康有害的七种性生活。其中：一损，称为绝气；二损，称谓溢精；三损，谓之夺脉；四损，谓之气泄；五损，谓机关厥伤；六损，谓之百闭；七损，谓之血竭。所谓八益：是指对身体健康长寿有好处的八种性生活动作。其中：一益，称为固精；二益，谓之安气；三益，叫作利藏；四益，名曰强骨；五益，称为调脉；六益，谓之畜血；七益，称之益液；八益，称为道体。(《周易与中医学》)

慎动第二

"《易》曰：'吉凶悔吝生乎动。'"

"周子曰：'君子慎动。'"

"慎动者，吾儒谓之主敬，老氏谓之抱一，佛氏谓之观自在，总是慎动工夫。"

"喜怒哀乐，未发时所谓中也，与天地合其德，与日月合其明，与四时合其序，与鬼神合其吉凶。"

"广成子曰：'必清必静，无劳汝形，无摇汝精，乃可长生。'庄子曰：'夫失性有五：一曰五色乱目，使目不明；二曰五声乱耳，使耳不聪；三曰五臭熏鼻，困脑中颡；四曰五味浊口，使口厉爽；五曰趣心滑心，使心飞扬。'此五者皆性之害也。"

"吾儒存心养性，老氏修心炼性，佛氏明心见性，正养此心，使之常清常静，常为性情之主。……暴喜伤心，暴怒伤肝，暴恐伤肾，过哀伤肺，过思伤脾，谓之五伤。

久视伤血，久卧伤气，久坐伤肉，久立伤骨，久行伤筋，谓之五劳所伤。

视过损明，语过损气，思过损神，欲过损精，谓之四损。"

"善养生者，必知养气。能养气者，可以长生。故调气者，顺其气也，服其气者，纳其气也，伏其气者，闭其气也，皆曰养气。"

"养生诀云：调息要调真息。真息者，胎息也。儿在胎中，无吸无呼，气自转运。养生者，呼吸绵绵，如儿在胎之时，故曰胎息。"

法时第三

"按《黄帝内经》曰：圣人春夏养阳，秋冬养阴，以从其根。故与万物沉浮于生长之门。王太仆注云：春食凉，夏食寒，以养于阳；秋食温，冬食热，以养于阴。"

"人皆曰：夏月宜食寒，冬月宜食热。殊不知太热则伤胃，太寒则伤脾。"

却疾第四

"上工治未病，中工治将病，下工治已病。治未病者十痊八九，治将病者十痊二三，治已病者十不救一。善治者治皮毛，不善治者治骨髓。盖病在皮毛，其邪浅，正气未伤，可攻可刺。病至骨髓，则邪入益深，正气将惫，针药无所施其巧矣。"

"目宜常瞑，发宜常栉，齿宜常叩，津宜常咽，背宜常暖，腹宜常摩。"

"治病之法，虚则补之，实则泄之。"

"古谚云：无病服药，如壁里安柱，为害甚大。"

"《圣济经》云：一味偏胜，则一脏偏伤，安得不病？"

"养生之道，只要不思声色，不思胜负，不思得失，不思荣辱，心无烦恼，形无劳倦，而兼之以引导，助之以服饵，未有不长生者也。"

"善养生者，当知五失：不知保身，一失也；病不早治，二失也；治不择医，三失也；喜峻药攻，四失也；信巫不信医，五失也。"

"凡养生祛病之剂，必热无偏热，寒无偏寒。温无聚温，温多成热，凉无聚凉，凉多成寒。阴则奇之，阳则偶之。得其中和，此制方之大旨也。"

"人之生也，水为命，火为性，土为形。故水火非土则无载，性命非形则无所附。形者性命之舍，犹果仁有壳也。何谓土？戊己是也，何为形？脾胃是也。胃为戊土，以司受纳；脾为己土，以司传化。胃阳主气，脾阴主血，荣己乎一身者也。"

（十）龚廷贤《寿世保元》

野鹤按："善养生者养内，不善养生者养外。"这既是养生观念问题，也是养生方法问题。龚廷贤的《寿世保元》对养生的指导作用，涉及到生活方方面面。他提出33字真经："薄滋味，省思虑，节嗜欲，戒喜怒，惜元气，简言语，轻得失，破忧沮，除妄想，远好恶，收视听。"给人以启示和诱导，若如此实行，自然可以收到延年益寿之功效。

老者安之，弗以筋力为礼，广筵遄席，何当勉强支陪，衰年之戒，一也；戒之在得，举念浑无去取，家之成败，开怀尽付儿孙，优游自如，清心寡欲，二也；衣薄绵轻葛，不宜华丽粗重，慎于脱着，避风寒暑湿之侵，小心调摄，三也；饮温暖而戒寒凉，食细软而戒生硬，务须减少，频频慢餐，不可贪多，慌慌大咽，四时宜制健脾理气补养之药，四也；莫为寻幽望远而早起，莫同少壮尽欢而晚归，惟适性而已，五也。

四时顺摄，晨昏护持，可以延年。

勿为无益，当慎有损，可以延年。

坐卧顺时，勿令身怠，可以延年。

行住量力，勿为形劳，可以延年。

悲哀喜乐，勿令过情，可以延年。

寒暖适体，勿侈华艳，可以延年。

动止有常，言谈有节，可以延年。

呼吸清和，安神闺房，可以延年。

诗书悦心，山林逸兴，可以延年。

身心安逸，四大闲散，可以延年。

救苦度厄，济困扶危，可以延年。

"齐大夫褚澄曰：赢女则养血，宜及时而嫁；弱男则节色，宜待壮而婚。"

"男子破阳太早，则伤其精气；女子破阴太早，则伤其血脉。"

"书曰：精未通而御女以通其精，则五体有不满之处，异日有难状之疾。又曰：男子以精为主，女子以血为主。精盛则思室，血盛则怀胎。若孤阳绝阴，独阴无阳，欲心炽而不遂，则阴阳交争，乍寒乍热，久则成劳。"

"彭祖曰：美色妖丽，娇姿盈房，以致虚损之祸。知此可以长生。"

"《阴符经》云：淫声美色，破骨之斧锯也。世之人若不能秉灵烛以照迷津，伏慧剑以割爱欲，则流浪生死之海，害生于恩也。"

"书曰：年高之人，血气既弱，阳事辄盛，必慎而抑之。

不可纵心恣意，一度一泄，一度火灭，一度增油，若不制而纵欲，火将灭更去其油。"

"书曰：恣意极精不知惜，虚损身也。譬枯朽之木，遇风则折，将溃之岸，值水先颓，苟能爱惜节情，亦长寿也。"

"薄滋味，省思虑，节嗜欲，戒喜怒，惜元气，简言语，轻得失，破忧沮，除妄想，远好恶，收视听。"

"惜气存精更养神，少思寡欲勿劳心。

食惟半饱无兼味，酒至三分莫过频。

每把戏言多取笑，常含乐意莫生嗔。

炎热变诈都休问，任我逍遥过百春。"

养生之道，不欲食后便卧，及终日稳坐，皆能凝结气血，久即损寿。食后……趄趄缓行数百步，……语曰：'流水不腐，户枢不蠹'，以其动然也。食饱不得速步走马，登高涉险，恐气满而激，致伤脏腑。……食过多则结积，饮过多则成痰癖。故曰：大渴不大饮，大饥不大食。恐血气失常，卒然不救也。荒年饿莩，饱食即死，是验也。嗟乎！善养生者养内，不善养生者养外。养内者以恬脏腑，调顺血脉，使一身之流行冲和，百病不作。养外者咨口腹之欲，极滋味之美，穷饮食之乐，虽肌体充腴，容色悦泽，而酷烈之气，内蚀脏腑，精神虚矣。安能保全太和，以臻遐龄。庄子曰：人之可畏者，衽席饮食之间，而不知为之戒，过也。其此之谓乎。

"人生以气为本，以息为元，以心为根，以肾为蒂。……人呼吸常在心肾之间，则血气自顺，元气自固，七情不炽，百骸之病自消矣。"

"每子午卯酉时，于静室中，厚褥铺于榻上，盘脚趺坐，瞑目不视，以绵塞耳，心绝念虑，以意随呼吸一往一来，上下于心肾之间，勿急勿徐，任其自然。坐一炷香后，觉口鼻之气不粗，渐渐和柔又一炷香后，觉得口鼻之气似无出入，然则缓缓伸足开目，去耳塞，下榻行数步，偃卧榻上，少睡片时起来，啜粥半碗，不可作劳恼怒，以损静功，每日依法行之，两月之后，自见功效。"

《养生寿老集》按：《寿世保元》系明代名医龚廷贤之作。龚氏收集整理前人养生方面的经验加以编纂。他的特点在于，集众人之长而熔于一炉，但摒弃了玄妙莫测的神秘东西，吸取了各家的精华，又以明白晓畅的语言叙述，甚至编成易背诵的口诀，易为读者接受，因而起到了广泛流传的作用。

（十一）高濂《遵生八笺》

野鹤按：高濂的《遵生八笺》，广涉历代养生理论，遍及儒释道三教，内容十分丰富，是一部养生全书。该书分清修妙论、四时调摄、起居安乐、延年却病、燕闲清赏、饮馔服食、灵秘丹药、尘外遐举等八笺。包括医药卫生、气功导引、饮食起居、山川逸游、花鸟鱼虫、琴棋书画、笔墨纸砚、文物鉴赏等相关养生知识。为此，李继明在《遵生八笺·导读》中评论"是明代集养生学之大成的一部名著，也是我国历史上不可多得的一部全面介绍养生理论与方法的养生全书"。探讨养生规律，此书宜得一读。因时代的局限性，书中抑或有些今人不可接受的东西和难以实行的方法，但瑕不掩瑜，这绝不会影响该书的价值。我们不妨择其要，加以研读和借鉴。

《老子》曰："人生大期，百年为限。节护之者，可至千岁，如膏之炷小与大耳。众人大言我小语，众人多烦我少记，众人悸怖我不怒。不以人事累意，淡然无为神气自满，以为长生不死之药。"

《福寿论》曰："贫者多寿，富者多促。贫者多寿，以贫穷自困而常不足，无欲以劳其形、伐其性，故多寿。富者奢侈有余，贼心害性，所以折其寿也。乃天损有余以补不足。然有贫而促者，必德不足，是以夭耳。故世人当安其分。"

又曰："故世人幸而得之者，灾也；分而得之，吉也。"

《黄庭经》云："急守精室勿妄泄，闭而宝之可长活。"

《吕览》曰："年寿得长者，非短而续之也，毕其数也。毕数之务，在乎去害。何谓去害？大甘、大酸、大苦、大辛、大咸，五者充形，则生害矣。大喜、大怒、大忧、大恐、大哀，五者接神，则生害矣。大寒、大热、大燥、大湿、大风、大霖、大雾，七者动精，则生害矣。"

《亢仓子》曰："导筋骨则形全，剪情欲则神全，靖言语则福全。"

应璩诗云："昔有行道人，陌上见三叟。年各百余岁，相与锄禾莠。往拜问三叟，何以得此寿？上叟前致辞：室内姬粗丑。二叟前致词，量腹接所受。下叟前致辞，暮卧不覆首。要哉三叟言，所以寿长久。"

"心上有刃，君子以含容成德；川下有火，小人以忿怒殒身。"

太一真人曰："予有经三部，共六个字……一字经曰忍，二字经曰方便，三字经曰依本分是也。"

《道林摄生论》云："勿令心生不足，好恶常令欢喜……常当少思、少念、少欲、少事、少语、少笑、少愁、少乐、少喜、少怒、少好、少恶。此十二少者，养性之都契也。"

《要记》曰："一日之忌，暮不饱食；一月之忌，暮无大醉；终身之忌，暮常护气。久视伤血，久卧伤气，久立伤骨，久行伤筋，久坐伤肉。大饱伤肺，大饥伤气。勿当屋梁脊下睡卧，卧勿头向北。勿点灯烛照卧，六神不安。大汗勿脱衣，多得偏风，半身不遂。"

《关尹子》曰："长生之法，保身之道，因气养精，因精养神，神不离身，乃得常健。"

《养生大要》："善养生者养内，不善养生者养外。外贪快乐，恣情好尚，务外则虚内矣。所谓养内者，使五脏安和，三焦守位，饮食得宜，世务不涉，是可长寿。"

《黄帝中经》曰："静者寿，躁者夭。静而不能养，减寿；躁而能养，延寿。然静易御，躁难持，尽慎养之宜者，静亦可养，躁亦可养也。凡重贵势必者，虽不中邪，精神内伤，亦多死亡。"

扁鹊曰："食能排邪而安脏腑，神能爽以资气血，摄生者，气正则味顺。味顺则神气清，神气清则合真之灵全，灵全则五邪百病不能干也。故曰：水浊鱼瘦，气昏人病。

夫神者，生之本；本者，生之真。大用则神劳，国则神疲也。"

寒山子曰："修身之道，除嗜去欲，啬神保和，所以无累也。内抑其心，外检其身，所以无过也。先人后己，知柔守谦，所以安身也。善推于人，不善归己，所以积德也。功不在大，过不在小，去而不二，所以积功也。"

"五谷五蔬以养人，鱼肉以养老。形苦者，饥渴为主病，四百四病为客病，故须食为医药，以自扶持。是故知足者，举箸常如服药。"

《太上》曰："情欲出于五内，魂定魄静者，生也；情欲出于胸臆，精散神惑者，死也。"

《书》云："声色动荡于中，情爱牵缠，心有念，动有著，昼想夜梦，驰逐于无涯之欲。百灵疲役而消散，宅舍无主而倾颓矣。"

《书》云："欲多则损精。人可宝者命，可惜者身，最重者精。肝精不固，目眩无光；肺精不交，肌肉消瘦；肾精不固，神气减少；脾精不坚，齿发浮落。若耗散真精不已，疾病随生，死亡随至。"

《孙真人铭》曰："怒甚偏伤气，思多太伤神。神疲心易役，气弱病相萦。勿使悲欢极，当令饮食均。再三防夜醉，第一戒晨嗔。亥寝鸣云鼓（注曰：扣齿三十六下），晨兴漱玉津（注曰：早时开眼即以舌搅上下腭。待津生满口，汩汩咽下，直至丹田）。妖神难犯己，精气自全身。若要无诸病，常当节五辛（注曰：不使咸酸苦辣甜五味偏伤一脏，致使生疾）。安神宜悦乐（注曰：常令心上生欢喜），惜气保和纯（注曰：常使心气和平，绝躁妄焦烁生

怒）。寿夭休论命，修行本在人。若能遵此理，平地可
朝真。"

《象山要语》曰："精神不运则愚，血脉不运则病。"

虚斋云："食服常温，四体皆春；心气常顺，百病
自遁。"

《景行录》曰："知足常乐，终身不辱；知止当止，终
身不耻。"

古人云："会做快活人，凡事莫生事；会做快活人，省
事莫惹事；会做快活人，大事化小事；会做快活人，小事化
无事。"

又云："忍是心之宝，不忍身之殃。舌柔常在口，齿折
只因刚。思量一忍字，真是快活方。片时不能忍，烦恼日
月长。"

《本草总篇》曰："摄生之道，莫若守中，守中则无过
与不及之害。"

《吕氏春秋》曰："凡生之长也，顺之也，使生不顺者，
欲也，故圣人必先适欲。适，节也。室大则多阴，台高则多
阳，多阴则蹶，多阳则萎。蹶者，逆寒疾也，痿躄不能行，
此阴阳不适之患也。"

《元道真经》曰："生可冀也，死可畏也。草木根生，
去土则死；鱼鳖沉生，去水则死；人以形生，去气则死。故
圣人知气之所在，以身为宝。"

《明医论》云："疾之所起，自生五劳；五劳既用，二
脏先损；心肾受邪，脏腑俱病。五劳者，一曰志劳，二曰思
劳，三曰心劳，四曰忧劳，五曰疲劳。"

① **肝脏春旺**

"故春三月木旺（肝属木），天地气生，万物荣茂，欲安其神者，当止杀伤，则合乎太清，以顺天地发生之气。夜卧早起，以合养生之道，逆之则伤肝。"

"春三月，青气入于肝。"

"肝木味酸，木能胜土，土属脾主甘，当春之时，食味宜减酸益甘，以养脾气。"

《千金方》云："春七十二日，省苦增甘，以养脾气。"

《云笈七签》曰："春正二月，宜夜卧早起，三月宜早卧早起。"

又曰："春三月卧宜头向东方，乘生气也。"

② **心脏夏旺**

"夏三月属火，主于长养。心气火旺，味属苦。火能克金，金属肺，肺主辛，当夏饮食之味，宜减苦增辛以养肺。……三伏内，腹中常冷，特忌下利，恐泄阴气，故不宜针灸，惟宜发汗。夏至后，夜半一阴生，宜服热物，兼服补肾汤药。夏季心旺肾衰，虽大热不宜吃冷……饱食受寒，必起霍乱。"

"夏三月，头卧宜向南，大吉。"

《千金方》曰："夏七十二日，省苦增辛，以养肺气。"

③ **肺脏秋旺**

"秋三月，主肃杀。肺气旺，味属辛。金能克木，木属肝，肝主酸。当秋之时，饮食之味，宜减辛增酸以养肝气。立秋以后，稍宜和平将摄。"

《千金方》曰："三秋服黄芪等丸一二剂，则百病不生。"

《四时纂要》曰："立秋后，宜服张仲景八味地黄丸，治男女虚弱百疾，医所不疗者。久服身轻不老。"

《云笈七签》曰："秋宜冻足冻脑，卧以头向西，有所利益。"

《书》曰："秋气燥，宜食麻以润其燥，禁寒饮食，禁早服寒衣。"

《养生书》曰："秋谷初成，不宜与老人食之，多发宿疾。"

④ 肾脏冬旺

"故冬之三月，乾坤气闭，万物伏藏，君子戒谨，节嗜欲，止声色，以待阴阳之定，无竞阴阳，以全其生，合乎太清。"

"饮食之味，宜减咸增苦，以养心气。冬三月肾水味咸，恐水克火，心受病耳，故宜养心。"

《云笈七签》曰："冬卧头向北，有所利益，宜温足冻脑。"

《千金方》曰："冬三月宜服药酒一二杯，立春则止。终身常尔，百病不生。"

"冬气寒，宜食黍，以热性治其寒，禁炙饮食并火焙衣服。"

《本草》曰："冬月不可多食葱，令人发疾。"

高子曰："生身以养寿为先，养身以却病为急。"经曰："我命在我，不在于天，昧用者夭，善用者延。"故人之所生，神依于形，形依于气。气存则荣，气败则灭。形气相须，全在摄养。

《金匮妙录》曰："凡欲求长生却病，大法有三：一保精，二行气，三服饵。"

《西升经》云："身者，神之舍；神者，身之主也。主人安静，神即居之；主人躁动，神即去之。神去气散，安可得生。"

《道经》云："我命在我，不在天地。天地所患，人不能知。至道能知，而不能行。知者但能虚心绝虑，保气养精，不为外境爱欲所牵，恬淡以养神气，即长生之道毕矣。"

魏伯阳曰："'耳目口三宝，闭塞勿发通。'这三件如何唤作三宝？如此郑重？盖耳乃精窍，目乃神窍，口乃气窍。若耳逐于声，精从声耗而不固；目荡于色，神从色散而不凝；口发言语，气从言走而不聚。……岂得不谓之三宝？修生之人，不于此三宝关键，收舍向内，无有是处。今人精从下流，气从上散，水火各背，不得凝结，皆是此心使然。心苟爱念不生，此精必不下流；忿念不生，此气必不上炎。一念不生，万虑澄寂，即水火自然交媾矣。……所以佛有贪、嗔、痴三戒也。贪即欲也，嗔即忿也。欲与忿，水火不媾之源也。无贪嗔，斯定；不痴，斯慧矣。慧以培定，定以资慧，定慧两忘，道斯成矣。"

高子三知延寿论：

① 色欲当知所戒论

"故庄生曰：'人之大可畏者，衽席之间不知戒者也。'故养生之方，首先节欲。……夫肾为命门，为坎水，水热火寒，则灵台之焰藉此以灭也。使水先枯竭，则木无以生，则肝病矣。水病则火无所制，而心困矣。火焰则土燥则脾败矣。脾败则肺金无资，五行受伤，而大本以去，欲求长生，其可得乎？嗟夫！元气有限，人欲无穷，欲念一起，炽若炎火。"

"《仙经》曰：'无劳尔形，无摇尔精，归心寂静，可以长生。'又曰：'道以精为宝，宝持宜闭密。施人则生人，留自己则生己。'"

高子曰："色欲知戒者，延年之效有十：
阴阳好合，接御有度，可以延年。
入房有术，对景能忘，可以延年。
毋溺少艾，毋困倩童，可以延年。
妖艳莫贪，市妆莫近，可以延年。
惜精如金，惜身如宝，可以延年。
勤服药物，补益下元，可以延年。
外色莫贪，自心莫乱，可以延年。
勿作妄想，勿败梦交，可以延年。
少不贪欢，老能知戒，可以延年。
避色如仇，对欲知禁，可以延年。"

② **身心当知所损论**
"身心知损者，延年之效二十：
四时调摄，晨昏护持，可以延年。
三光知敬，雷雨知畏，可以延年。
孝友无间，礼义自闲，可以延年。
谦光辞让，损己利人，可以延年。
物来顺应，事过心宁，可以延年。
人我两忘，勿竞炎热，可以延年。

口勿妄言，意勿妄想，可以延年。

勿为无益，常慎有损，可以延年。

行住量力，勿为形劳，可以延年。

坐卧顺时，勿令身怠，可以延年。

悲哀喜乐，勿令过情，可以延年。

爱憎得失，揆之以义，可以延年。

寒温适体，勿侈华艳，可以延年。

动止有常，言谈有节，可以延年。

呼吸精和，安神闺房，可以延年。

静习莲宗，敬礼贝训，可以延年。

诗书悦心，山林逸兴，可以延年。

儿孙孝养，僮仆顺承，可以延年。

身心安逸，四大闲散，可以延年。

积有善功，常存阴德，可以延年。"

③ 饮食当知所损论

"高子曰：饮食所以养生，而贪嚼无忌，则生我亦能害我，况无补于生，而欲贪异味，以悦吾口者，往往隐祸不小。……《物理论》曰：'谷气胜元气，其人肥而不寿。'养性之术，当使谷气少，则病不生矣。"

"热食伤骨，冷食伤脏。热勿灼唇，冷勿痛齿。食讫踟蹰，长生。饱食勿大语。大饮则血脉闭，大醉则神散。"

"《延命录》曰：'饮以养阳，食以养阴。食宜常少，亦勿令虚。不饥强食则脾劳，不渴强饮则胃胀。冬则朝勿令虚，夏则夜勿令饱。饱食勿仰卧，成气痞。食后勿就寝，生百疾。'"

"饮食知忌者，延年之效有十八：

蔬食菜羹，欢然一饱，可以延年。

随时随缘，无起谋念，可以延年。

毋好屠宰，冤结生灵，可以延年

活烹生割，心惨不忍，可以延年。

闻声知苦，见杀思痛，可以延年。

禽畜兽品，毋过远求，可以延年。

勿食耕牛，勿食三义，可以延年。

勿尚生醢，勿饱宿脯，可以延年。

勿耽曲蘖，致乱天性，可以延年。

惧动刀砧，痛燔鼎镬，可以延年。

椒馨五味，勿毒五官，可以延年。

鸟衔鼠盗，勿食其遗，可以延年。

为杀勿食，家杀勿食，可以延年。

闻杀勿食，见杀勿食，可以延年。

勿以口食，巧设网阱，可以延年。

勿以味失，笞责烹调，可以延年。

一粥一菜，惜所从来，可以延年。

一颗一粒，不忍狼藉，可以延年。"

（十二）曹慈山《老老恒言》

野鹤按：曹慈山的《老老恒言》，特别关注老年人养生。他从老年人生理特点出发，提出了一套简便易行的养生方法。其养生理论和观点博采众长，涉猎范围很广、很全面。因此，《老老恒言》养生方法，不仅对老年人有益，而且，对不同年龄段的人，都有适用价值。可谓谆谆教诫，恒久良言。

"少寐乃老年大患。《内经》谓卫气不得入于阴，常留于阳，则阴气虚，故目不瞑。"

"邵子曰：寤则神栖于目，寐则神栖于心。又曰：神统于心，大抵以心清为切要。"

"愚谓：寐有操纵二法：操者，如贯想头顶，默数鼻息，反观丹田之类，使心有所着，乃不纷驰，庶可获寐；纵者，任其心游思于杳渺无朕（我）之区，亦可渐入朦胧之境。最忌者，心欲求寐则寐愈难。盖醒与寐交界关头，断非意想所及，惟忘乎寐，则心之或操或纵，皆通睡乡之路。"

"卧宜右侧以舒脾之气。《续博物志》云：卧不欲左胁。杨诚斋诗云：今宵敢叹卧如弓。"

"《摄生要论》曰：冬宜冻脑，卧不覆首。"

"醒时当转动，使络脉流通，否则半身板重，或腰胁痛，或肢节酸者有之。"

"每日空腹，食淡粥一瓯，能推陈致新，生津快胃，所益非细。陆放翁诗云：世人个个学长年，不悟长年在目前。我得宛邱平易法，只将食粥致神仙。"

"背日光而坐。列子谓'负日之暄也'。脊梁得有微暖，能使遍体和畅。日为太阳之精，其光壮人阳气。"

"《太素经》曰：手宜常在面，谓频频擦面也。面为五脏之华，频洗可以发扬之。"

"凡食物不能废咸，但少（稍）加使淡，淡则物之真味真性俱得，每见多食咸物必发渴。"

"《内经》曰：日中而阳气隆，日西而阳气虚。故早饭可饱，午后即宜少食，至晚更必空虚。应璩三叟诗曰：中叟前致词，量腹节所受。宁少勿多，……但使腹不空虚，则冲和之气，沦浃肌髓。凡食总以少为有益，脾易磨运，乃化精液，否则极易之物，多食反至受伤，故曰少食以安脾也。"

"《洞微经》曰：太饥伤脾，太饱伤气。盖脾借于谷，饥则脾无以运而虚脾；气转于脾，饱则脾过于实而滞气。故先饥而食，所以给脾，食不充脾，所以养气。"

"《华佗食论》曰：食物有三化：一火化，烂煮也；一口化，细嚼也；一腹化，入胃自化也。老年唯借火化，磨运易即输精多。若食脯每加硝石，速其糜烂，虽同为火化，不宜频食，恐反削胃气。"

"《抱朴子》曰：牢齿之法，晨起叩齿三百下为良。"

"茶能解渴，亦能致渴，荡涤津液故耳。内经谓少饮不病喘渴。华佗食论曰：苦茶久食益意思。……多饮面黄亦少睡。魏仲先谢友人惠茶诗云：'不敢频尝无别意，只愁睡少梦君稀'惟饭后饮之，可解肥浓。"

"酒：《诗经·豳风》云：为此春酒，以介眉寿。……酒固老年所宜，但少时伤于酒，老必戒。午后饮之，借以宣导血脉。古人饮酒每在食后。"

"烧酒纯阳，消烁真阴，当戒！"

"烟，烟草味辛性燥，熏灼耗津液，其下咽也，肺胃受之……一入心窍，便昏昏如醉矣。清晨饮食未入口，宜慎。笃嗜者甚至舌苔黄黑，饮食少味。"

"坐久则络脉滞。……步主筋，步则筋舒而四肢健。"

"饭后食物停胃，必缓行数百步，散其气以输其食，则磨胃而易腐化。……《琅环记》曰：古之老人饭后必散步为逍遥。"

"散步者，散而不拘之谓，且行且立，且立且行，须得一种闲暇自如之态。《南华经》曰：水之性不杂则清。郁闭而不流，亦不能清，此养神之道也。散步所以养神。"

"……盖老年气弱，运动久则气道涩，故寝以节之。每日时至午，阳气渐消，少息所以养阳；时至子，阳气渐长，熟睡所以养阴。东坡诗云：此身正似蚕将老，更尽春光一再眠。"

"《紫岩隐书》曰：每夜入睡时，绕室行千步，始就枕。……盖行则身劳，劳则思息，动极而返于静，亦有其理。……行千步是以动求静。"

"养静为摄生首务。五官之司，俱属阳火，精髓血脉，则阴精也。阴足乃克济阳。内经曰：'阴经所奉其人寿，阳精所降其人夭。'降者，降伏之降。阴不足而受阳制，立见枯竭矣。养静所以养阴，正为动时挥运之用。"

"心者神之舍，目者神之牖。目之所致，心亦致焉。《阴符经》曰：'机在目。'《道德经》曰：'不见可欲，使心不乱。'平居无事时，入室默坐，常以目视鼻，以鼻对脐，调均呼吸，毋间断，毋矜持，降心火入于气海，自觉遍身和畅。"

"心不可无所用，非必如槁木，如死灰，方为养生之道。静时固戒动，动而不妄动。道家所谓不怕念起，惟怕觉迟。至于用时戒杂，杂则分，分则劳。惟专则虽用不劳，志定神凝故也。"

"《济生编》曰：衣不嫌过，食不嫌不及。此虽救偏之言，实为得中之论。"

"衣食二端，乃养生切要事。然必购珍异之物，方谓于体有益，岂非转多烦扰。食但慊其心所欲。心欲淡泊，虽肥浓亦不悦口。衣但安其体所习，鲜衣华服与体不相习，举动便觉乖宜。所以食取称意，衣取适体，即是养生之妙药。"

"人借气以充其身，故平日在乎善养。所忌最是怒。怒心一发，则气逆而不顺，窒而不舒，伤我气，即足以伤我身。老年人虽事值可怒，当思事与身孰重？一转念间，可以焕然冰释。"

"老年肝血渐衰，未免性生急躁，旁人不及应，每至急躁益甚，究无济于事也。当以一'耐'字处之。百凡自然就理，血气既不妄动，神色亦觉和平，可养身兼养性。"

"老年惟久坐久卧不能免，须以导引诸法，随其坐卧行之，使血脉流通，庶无此患。"

"男女之欲，乃阴阳自然之道。《易·大传》曰：天地氤氲，男女媾精是也。……老年断欲，亦盛衰自然之道。损之爻词曰：窒欲是也。若犹未也，自然反成勉强，则损之又损，必至损年。"

"老年偶患微疾，加意调停饮食，就食物中之当病者食之。食亦宜少，使腹常空虚，则络脉易于转运，元气渐复，微邪自退，乃第一要诀。微病自可勿药有喜，重病则寒凉攻补又不敢轻试。谚云：不服药为中医，于老年尤当。"

"《本草》所载药品，每曰服之延年，服之长生，不过极言其效而已。以身一试可乎？虽扶衰弱，固药之能事。故有谓治已病，不若治未病。愚谓以方药治未病，不若以起居饮食调摄于未病。凡感风寒暑……病虽未现，即衣暖饮热，令有微汗，邪亦可从汗解。《道德经》曰：夫惟病病，是以不病。"

"病中食粥宜淡粥，清火利水，能使五脏安和，确有明验，患泄泻者尤验。"

"胃阳弱而百病生，脾阴足而万邪息。脾胃乃后天之本，老年更以调脾胃为切要。"

"程子曰：我尝夏葛而冬裘，饥食而渴饮，节嗜欲，定心气，如斯而已矣。"

"东坡诗云：安心是药更无方。"

"术家有延年丹药之方，最易感人，服之不断无验，必得暴疾。其药大抵是锻炼金石，故峻厉弥甚。……或有以长生之术问程子，程子曰：譬如一炉火，置之风中则易过，置之密室则难过。故但知人可以久生，而不能长生。老年人惟当谨守烬余，勿置之风中可耳。"

《养生寿老集》按：曹慈山，字庭栋，是清代乾隆年间一位颇负盛名的文学大家，也是一位造诣很深的养生学家，寿至90余岁乃终。他在75岁时总结一生养生经验，引证三百多种资料撰写《老老恒言》（又名《养生随笔》）一书。由于是他亲身体验，所以，其养生方法贴近生活实际。他的见解，少了先前养生家的那些神秘色彩，具有很强的实践性和科学性。

二、顺天应时

如前所述，"天人相应"是中华传统文化的一个重要观念。这个观念，与阴阳理论相结合，应用到中医学上，认为人的五脏与天时的阴阳变化有着直接关系。养生要顺应四时阴阳变化，这是养生的基本原则。根据这个原则，顺之则生，逆之则病。具体到一年四季（春、夏、秋、冬），一天之内每个时间段（十二时辰）对应人体五脏如何养，历代医家都有自己的观点和看法。

《灵枢·本神》曰："智者之养生也，必顺四时而适寒暑，和喜怒而安居处，节阴阳而调刚柔，如是则僻邪不至，长生久视。"按：有智慧的人，能够适应外界气候冷暖的变化，适时增减衣物；能够调节情绪，不使自己过分喜乐或愤怒；同时，又注意保持健康规律的饮食起居活动，使阴阳调和，刚柔相济，从而做到正气内存，内外邪气不易侵袭为患，身体健康长寿。

王冰说："人忌于天，故云天忌，犯之则病，故不可不知也。"黄士宗说："四气调神者，随着春夏秋冬四时之气，调肝心脾肺肾五脏之神志也。"按：人有五脏、五神、五志，故人体精神意志的调养，应当顺应春夏秋冬四时气候的变化，做适当调整，才能做到五脏神志调和。

《杨力揭秘养生智慧》一文，论述天人相应时指出：中华养生学强调的是天人合一。《易经》说："顺乎天而应乎人。"顺乎天，就是顺乎自然，也就是顺应四时阴阳养生。如"春夏养阳，秋冬养阴"，以从其根，故与万物浮沉于生长之门。逆之则灾害生，从之则痼疾不起。因此，顺应天时养生，是保健防病之本。

为什么夏至节的前后，中风的病死率较高？因为，每天的午时是心血管病易发作的魔鬼时期。按照《易经》太极阴阳消长转化规律，夏至前后是阳极、热极和气长极，就是所谓的"夏三极"，所以，脑血管易破（易中风），以因心为火脏，夏季炎热，火上浇油，所以心气易受损耗，易出现心脏疾病，发生猝死。有心脏病、高血压的人可以提前服药预防。

冬天为什么脑梗死、心肌梗死发病率高呢？因为冬天是阴极、寒极和气降极，就是所谓的"冬三极"，所以易出现阳气脱、厥证（包括现代医学的脑梗阻、心力衰竭等），冬天天气严寒，血管收缩变细，加之心力不济，气血不通，所以，容易出现心肌梗阻、脑梗阻。可见气候与人的生命的关系是多么密切。

根据四季养生的秋冬养阴的原则，秋冬季节，人们就要抓紧时机养阴气，尤其对于阴虚的人。要多到郊外、公园、树荫、山野去呼吸自然界的阴气。但阳虚的人，仍然要多养阴，冬天天气闭藏，与人相应，就要助肾之藏，要"使志若伏若匿"，还要"早卧晚起，必待日光""去寒就温""无泄皮肤"（少出汗）。当然，养阴还要多吃秋冬成熟的季节菜及鱼肉、鸭肉、猪肉等。

（一）四季之应

春夏秋冬二十四节气是自然现象。就其气候而论，春季温和，夏季炎热，秋季干燥，冬季寒冷。为人体提供所需的饮食，也必须顺应二十四节气。饮食具有酸、辛、苦、咸、甘五味。饮食五味与人之五脏，又有密切关系。中医学有五味归五脏之说："酸入肝，辛入肺，苦入心，咸入肾，甘入脾。"

天人合一养生观，极其重视饮食，认为"安身之本，必资于食""不知食宜者，不足以全生"。在不同的季节里养生，应该选择顺应时节，要求符合人体所需的饮食。这样才能既享受美食佳味，又祛病健身，延年益寿。

在饮食养生方面，要坚持预防为主、辨证配食、"三因"（因人、因地、因时）制宜、性味相应的原则。

春季饮食养生：以升为主
① 宜多食养肝明目的食物
一是宜用性平味甘的食物。

甘平，是指食物、药物的性味而言。"性"是指食物、药物有寒、热、温、凉等性。"味"是指食物或药物中的酸、苦、甘、辛、咸五种味道。由于食物、药物的性与味不同，便有不同的功效。

性平味甘的食物和药物，是介于寒凉和温热之间，具有和中、补益、缓急的作用。适合于一般体质和寒凉、热性病症的人选用。性平味甘的食物，多为一般的营养保健品。如米、麦、面、黄豆、芝麻、山芋、萝卜、牛奶等；甘平的药物有：人参、太子参、党参、黄精、甘草、生地黄、枸杞子、柏子仁、阿胶、蜂乳等。凡具有"甘平"特性的药物和食物，都可在春季进补时作为首选，也适合一年四季长期调补。

二是养血补肝。

中医学认为，肝的功能是滋养筋脉、生养气血。补肝，首先要使肝脏的血液充足，通过养血以达到滋补肝脏的作用。具有养血作用的食物和药物如：大麦、芝麻、枸杞子、桑椹、何首乌、鳖肉等。还可以"以肝补肝"（即动物的肝脏——源于中医理论）。

三是清肝明目。

春天气温渐暖，少阳之气易升发，最常见的反映是人的情绪好激动，急躁易怒。这主要是由于肝气太旺。根据肝主疏泄、开窍于目的原理，进补时采用清肝火的办法……表面是清，实则是补，此乃间接补益法。

② 宜多食甜，少食酸以护养脾胃

中医学认为，脾胃是后天之本、人体气血生化之源。脾胃之气健旺，人可益寿延年。但春为肝气当令，脾气易于偏亢，根据中医五行理论，肝属木，脾属土，木土相克，也就是说，肝气过旺可伤及脾胃，影响脾胃的消化吸收功能，导致食滞，或者不思饮食。甜味食物入脾，能补益脾气，故宜多食。如一些富含优质蛋白质、糖类的食物：瘦肉、禽蛋、大枣、蜂蜜、新鲜蔬菜、水果、干果等。忌食黏硬、生冷、厚甘厚味的食物。

③ 宜多吃蔬菜

因为人们经过冬季后，较普遍地会出现多种维生素、无机盐及微量元素摄取严重不足的情况，如春季人们常发生口腔炎、角膜炎、舌炎、夜盲症和某些皮肤病等。这些都是因为新鲜蔬菜吃得少，营养失衡所致。因此，春季一定要多吃点新鲜蔬菜。

④ 宜吃补充津液的食物

春季多风，风邪袭人易使腠理疏松，迫使津液外泄，造成口干、舌燥、皮肤粗糙、干咳、咽痛等症。因此，在饮食上宜多吃一些补充人体津液的食物。常用的有柑橘、蜂蜜、甘蔗等，其补充标准，以不感口渴为度，不宜过量。过量则会伤害身体。

⑤ 宜清淡、多样化

油腻食品易使人产生饱胀感，妨碍多种营养的摄入，饭后使人出现疲劳、嗜睡、工作效率下降等，也是春困的诱因之一。所以，春季饮食宜清淡，避免食用大油大腻食品，如肥猪肉、油炸食品等。春季的膳食，提倡多样化，避免专一单调，要科学合理搭配好膳食，如主食粗细粮、干稀的合理搭配，副食荤与素、汤与菜的搭配等。

⑥ 宜吃清解里热的食物

所谓里热，即指体内的郁热或痰热。在冬季，人们为了防寒，要穿厚厚的棉衣或皮裘，呆在开放暖气的屋里，或拥坐在旺旺的炉火旁取暖，吃些热气腾腾的饭菜。有的以饮酒祛风、通络、防寒，这些看来冬季是必要的，却使体内积蓄了很多郁热。到了春天，内积的郁热，被外来风气所动，就会向外发散，易导致头昏、烦闷、胸满、四肢重滞等不适感。所以，春季也要吃些甘凉滋阴、清除里热的食物，滋阴以养阳。

夏季饮食养生：以清为主

夏季气候炎热而又多雨，由于暑热挟湿，常使脾胃受困，饮食不振。再加上气候炎热，使人多喜食生冷寒凉之物，往往因食之过多，致伤脾胃。故在炎热之季，切忌过食生冷，更不可多食油腻厚味或不洁之品，以防痢疾、泄泻等胃肠道疾病。此时的饮食，应以甘寒清淡、利湿清暑、少油之品为宜。如西瓜、冬瓜、绿豆汤、酸梅汤、薄荷汤、绿茶等，均为清热利暑、利湿养阳之品，都是不可缺少的。

夏天气温高，细菌十分活跃，一些含蛋白质、脂肪等丰富营养的食物，极易腐败变质。加之，人在此季节食欲较低，因此，中医主张"清补"。清补是以凉性食物为主，包括植物性主食及多种绿叶蔬菜、水果等。诸如火腿冬瓜汤、绿豆粥、百合红枣汤等，也有清暑止渴、生津凉血作用。

夏天又是多雨季节，暑湿当令，食欲不佳，可运用赤豆、薏米等，既可健补脾胃、化除湿邪，又是性质平和、补而不腻的食品。又由于人体出汗多，水分和营养物质损耗较大，必须及时补充。

秋季饮食养生：以平为主

秋季万物收敛，凉风初长，燥气当令。霜露乍降，早晚容易受凉，咳嗽气喘等病易于复发。此季，人们食欲大增，因为在夏季消耗的体力，要靠此季节增加营养来补充。因此，秋季里的饮食，宜用甘润平和之品，即"平补"。既不宜多食辛辣煎烤等燥热食物，也应忌生冷寒凉之品。秋天是收获的季节，果蔬丰盛，萝卜、梨、枇杷、芝麻、白果、银耳、茭白、南瓜、莲子、桂圆、黑芝麻、核桃等，俱是"平补"佳品。

此外，还有许多食物，如山药、扁豆等，既含丰富的淀粉、蛋白质、维生素，又具有健补脾胃的作用；燕窝、银耳、百合之类，既能养阴润燥，又可益中补气。根据身体情况，进行平补，有许多适宜的食品可以选择。

冬季饮食养生：以滋为主

岁至冬季，自古以来，是人们最重视的进补时节。因为，冬季天寒地冻，万物伏藏。人与天地相应，各种功能活动也处于低潮期。此时，最易感受寒邪。所以，冬季食补应该顺应自然，选择食物注意益气补阳及"血肉有情之品"，可以增强肌体抗御风寒和外邪的能力。此外，严寒天气，人体的代谢相应减慢，皮肤的血管收缩，散热少了。在饮食调配上，就要增加一些厚味，如炖肉、熬鱼火锅等。在调味品上，可选用一些辛辣食物，如辣椒、胡椒、姜、蒜等。绿色蔬菜当然是不可缺少的，牛肉、羊肉、狗肉滋补脏腑，增加营养，均是冬季滋补佳品。

一年四季，各有各的饮食养生原则，补要得法，补要辨证，补要因人、因时、因药而宜，不盲目进补，才能真正达到健身祛病、益寿延年的目的。（《黄帝内经·二十四节气养生法》）

《素问·四气调神大论》的四时适应

季节		自然变化	人体适应		
春	发陈	天地俱生，万物以荣	夜卧早起，广步于庭	以使志生	养生
夏	蕃秀	天地气交，万物华实	夜卧早起，无厌于日	使志无怒	养长
秋	容平	天气以急，地气以明	早卧早起，与鸡俱兴	使志安宁	养收
冬	闭藏	水冰地坼，无扰乎阳	早卧晚起，必待日光	使志若伏	养藏

（二）时辰之应

　　传统中医认为，一年有十二月，一天也有十二时辰，对应人体十二条经脉，环环相扣，十分有序地进行着一个完整的循环。养生，不仅要符合一年四季的变化，还要符合一日十二时辰的规律。

　　人体五脏六腑，本性天真，处于一种浑然天成的和谐格局之中。《黄帝内经·灵枢》说：人体"经脉流行不止，与天同度，与地同纪"。天为一个大宇宙，人是一个小宇宙，日月星辰，气候变化与人体气血运行息息相关。中医之道，不讲征服自然，主张人的生活习惯，应该符合自然规律，顺天应时来养生。所有的疾病，都是人违背人体本性（生命规律）而自己造成的。只有在了解人体的本性之后，我们的生活与生命才能真正改观。

子时（23 点~1 点）胆经最旺

　　胆汁需要新陈代谢，人在子时入眠，胆方能完成代谢。"胆有多清，脑有多清"。凡在子时前入睡者，晨醒后头脑清晰，面色红润。反之，日久子时不入睡者，面色青白，易生肝炎、胆囊炎、结石一类病症。其中一部分人，还会因此"胆怯"。这个时辰养肝血（阴）最好。《黄帝内经》里说，"凡是十一藏取决于胆"，讲的就是人体内，有 11 个脏器都依赖胆经的功能支持。因此，人体要有足够优质的睡眠，以保胆经获得充足的能量。

丑时（1点~3点）肝经最旺

"肝藏血"，人的思维和行动要靠肝血的支持，废旧的血液需要淘汰，新鲜血液需要产生。这种代谢，通常在肝经最旺的丑时完成。如果丑时不入睡，肝还在输出能量支持人的思维和行动，就无法顺利地完成新陈代谢。《黄帝内经》讲："卧则血归于肝。"所以，丑时未入睡者，面色青灰，情志倦怠而躁，易生肝病。中医认为，静心养气，是最好的保肝方法。要特别指出的是，某些年轻一族，如在这个时间喝酒，将会对肝脏造成极大的损伤。

寅时（3点~5点）肺经最旺

"肺朝百脉。"肝在丑时把血液推陈出新之后，将新鲜血液提供给肺，通过肺送往全身。所以，人在清晨面色红润，精力充沛。寅时，有肺病的人反应尤为强烈，剧咳或哮喘或发热。按照中医理论，寅时是人体阳气的开始，也是人体气血从静变为动的开始，必须要有深度睡眠，最怕有人打扰。

卯时（5点~7点）大肠经最旺

"肺与大肠相表里。"肺将充足的新鲜血液布满全身，紧接着促进大肠经进入兴奋状态，完成吸收食物中水分与营养、排出渣滓的过程。因此，大便不正常者，在此时需要辨证调理。卯时养生，注意早起不贪睡，晨起首先活动四肢筋骨，打太极拳，叩齿摩面，或双手扣后脑，做"鸣天鼓"。

辰时（7点~9点）胃经最旺

人在7点时，吃早饭最容易消化。因为7点，是胃经最旺之时。如果胃火过盛，嘴唇干，重则唇裂或生疮，可以在7点清胃火。胃寒者7点养胃健脾。辰时养生，古代先贤们，教人活动后喝一杯开水，用木梳梳发百遍，然后洗漱。早餐应该清淡，要吃饱。饭后可以百步走，但不宜做强度锻炼。

巳时（9点~11点）脾经最旺

"脾主运化，脾统血。"脾是消化、吸收、排泄的总调度，又是人体血液的统领。"脾开窍于口，其华在唇。"脾的功能好，消化吸收好，血的质量好。所以，就会嘴唇是红润的。否则唇白，或唇黯、唇紫。脾虚者9点健脾，湿盛者9点利湿。巳时养生，开窗通风后，可从事脑力活动，但要注意劳逸结合，让眼睛得到及时的休息。

午时（11点~13点）心经最旺

"心主神明，开窍于舌，其华在面。"心推动血液运行，养神，养气，养筋。心率过缓者，11点补心阳；心率过速者，滋心阴。午时，是午餐时间，除要营养丰富、荤素搭配外，建议可以喝点汤，菜要少盐。酒可喝少量，但不能醉。饭后宜睡半小时，不要过多。人在午时能睡片刻，对于养心大有好处，可使下午乃至晚上精力充沛。

未时（13点~15点）小肠经最旺

小肠分清浊，把水液归于膀胱，糟粕送入大肠，精华输送进脾。小肠经在未时，对肌体一天的营养进行调整。饭后两胁胀痛者，在此时降肝火，疏肝理气。午睡后，可做少量和缓的运动，喝一杯茶。

申时（15点~17点）膀胱经最旺

膀胱贮藏水液和津液，水液排出体外，津液循环在体内。若膀胱有热，可致膀胱咳，即咳而遗尿。申时人体温较高，阴虚的人尤为突出。在这个时间，滋肾阴可调此证。申时是最好的学习时间，记忆力和判断力都很活跃。除用脑学习外，要注意多喝水。

酉时（17点~19点）肾经最旺

"肾藏生殖之精和五脏六腑之精。肾为先天之根。"经过申时的泻火排毒，肾在酉时进入藏精华的时辰。酉时是肾虚者补肾的最好时机。肾阳虚者，酉时补肾阳，最为有效。养生要点是晚饭宜吃少、清淡，可以喝点粥。

戌时（19点~21点）心包经最旺

"心包为心之外膜，附有脉络，气血通行之道。邪不能容，容之心伤。"心包是心的保护组织，又是气血通道。心包戌时兴旺，可清除心脏周围外邪，使心脏处于完好状态。心发冷者，戌时补肾阳；心闷热者，戌时滋心阴。戌时应该准备睡眠，睡前静心养气，用冷水洗脸、温水刷牙、热水洗脚，睡姿宜采取右侧卧位。

亥时（21点~23点）三焦经最旺

三焦是六腑中最大的腑，有主持诸气、疏通水道的作用。亥时三焦通百脉。人如果在亥时睡眠，百脉可休养生息，对身体十分有益。"亥"字在古文中，是生命重新孕育的意思。所以，要想让身体有个好的起点，就要从此刻拥有好的睡眠开始。老年人可能存在睡眠困难问题，但不管采取什么方式，尽量在晚上 11 点半之前，进入睡眠状态。(《十二时辰养生智慧》)

（三）五脏之应

中医认为：春（风）气通于肝，夏（火）气通于心，长夏（湿）气通于脾，秋（燥）气通于肺，冬（寒）气通于肾。

肾无心之火则水寒，心无肾之水则火炽。心必得肾水以滋润，肾必得心火以温暖。

食物有酸、苦、甘、辛、咸五种味道，对人体的作用各有不同。五味调和，有利于健康；五味过偏，会引起疾病的发生、人体受伤。《素问·生气通天论》曰："味过于酸，肝气以津，脾气乃绝；味过于咸，大骨气劳，肌短而心气抑；味过于甘，心气喘满、色黑，肾气不衡；味过于苦，脾气不濡，胃气乃厚；味过于辛，筋脉沮弛，精神乃央（殃）。"

元代丘处机《夏季摄生消息论》说："夏三月属火，主于长养心气，火旺味属苦，火能克金，金属肺，肺主辛。当夏饮食之味，宜减苦增辛以养肺。"还说："平居檐下，过廊、弄堂、破窗，皆不可纳凉。此等所在虽凉，贼风中人最暴。惟宜虚堂静室，水亭木阴，洁净空敞之处，自然清凉"。

罗大伦论五脏之养

罗大伦认为：心、肝、脾、肺、肾和谐通达，生命之树才会长青。

① 肝肾同源：养肝就是养肾

中医认为，肝属乙木，肾属癸水，水能生木，肝肾相关，故称肝肾同源，又称为乙癸同源。肝肾同源，主要体现在精血互化。肝藏血，肾藏精，精与血是互相滋生的。肾精充足，肝血就可以得到滋养；肝血充盈，使血能化精，肾精才能充盈。也就是说，血的化生有赖于肾中精气的气化；肾中精气的充盈，也赖于血的滋养。所以又称"精血同源"。人一生中损耗最大的是肝，所以一定要保肝。谁给肝供应营养？就靠肾。

中医还认为，人老肾先衰，肾衰则累及肝。肝肾既是同源，又是母子关系。肝肾衰老过程，就是人体脏腑衰老的开始。其具体过程为：肾衰——肝衰——心衰——脾衰——肺衰——肾衰……循环影响。所以说，肝肾同补。滋水涵木，是延缓衰老的根本所在。

清代名医陈良夫说："欲养其肝，必滋其肾，俾使其肾阳得充，则肝阴自不枯涸。"

② 心肾相交：养好心才能抗衰延年

中医认为，心居上焦，属火，主藏神，为阳中之阳脏；肾居下焦，属水，主藏精，为阳中之阴藏。心阳下交，肾水上济，所以，又称为"水火既济"或"心肾相交"。心肾之间，阴阳、水火、气血、津液，皆气化相交，以维持人体生命活动的动态平衡。因此，养生一定要注意让心肾相交，心肾功能协调、相互平衡。

③ 脾肾相济——二脏安和，则一身皆治、百病不生

古人说："脾为五脏之母，肾为一身之根。"肾作为先天

之本，藏有生命需要的能量——先天精气，而脾作为后天之本，运化着生命活动"动力"的来源——五谷精华。生命的持续，气血精液的生化，均有赖于脾胃运化的功能。而脾胃运化水谷的，却需要借助肾中阳气温煦推动，而肾中的精气，也需要脾胃所运化的水谷精微之气——后天之气，源源不断补充，才能保证人体活动的正常需要。因此，养生必须把温补脾肾放在首位。

④ 肺肾相生："母子"和谐相处，身体才会安康

中医认为，肺属金，肾主水，肺金与肾水为母子关系，生理、病理均相互影响。如肺为水之上源，肾为水之下源，肺主通调水道，肾为水藏，主津液。正常时，肺津输布以滋肾，肾精上承以养肺，肺肾阴液相互滋养，称为金水相生。

又如肺主气，司呼吸，是人体气体交换的场；肾主纳气，与肺司呼吸的功能相辅相成。肺为气之主，肾为气之根，肾有摄纳肺所吸入的清气、防止呼吸表浅的作用。肾的纳气功能正常，则呼吸均匀协调；肾不纳气，即可出现动辄气喘，呼多吸少的病象。只有肺肾相合、吸纳相因、协同作用，才能共同维持人的呼吸运动。故《类证治裁》记载："肺为气之主，肾为气之根，肺主出气，肾主纳气，阴阳相交，呼吸乃和。"

所以，如果身体出现肺虚，那么肾就失去了滋生之源；若肾虚，则相火灼金，上耗母气，从而出现肺肾阴虚证。

南怀瑾论五气、五味说

"天食人以五气，地食人以五味。五气入鼻藏于心肺上，

使五色修明，音声能彰。五味入口藏于肠胃，味有所藏，以养五气，气和而生，精液相成，神乃自生。"

"天食人以五气"，有时候颜色对身体也有影响的。……"五气入鼻藏于心肺上"，五色五味后面的功能叫作气，五气入鼻，香味进入鼻子藏于心，等于心脏连带肺都有关系。鼻子的呼吸，呼吸系统跟肺有关系，一直到肾。所以，中药有五色五味都要分别清楚。"天食人以五气"与"以养五气"两句中的五气不同，前者指外在物质的气，后者五气是代号，是内在气的变化。

"五胃入口藏于肠胃"，就是到胃里去。"胃有所藏，以养五气"，给了生命本身的营养。"气和而生，津液相成，神乃自生"，吃进去的东西五色五味，到肠胃接受了，消化了，变成了液体。其实，液体在胃里头是滋养，滋养变出各种营养，乃至变出了内分泌，变成血，变出了无数的东西。有了这些后天的营养，我们的心神才自然而然而生。（南怀瑾《小言黄帝内经与生命科学》）

三、饮食摄养

传统中医认为："药食同源""药养不如食养"。《养生寿老集》指出："是以一身之中阴阳运用、五行相生莫不由于饮食也。"饮食作为人体的营养物质，是生活的第一需要。同时，还有防病、治病作用。养生当以食养为主，药养为辅，离开了饮食谈养生，就没有丝毫的意义。但是，饮食对于养生虽然重要，也需要讲科学。这个科学，其实不是那么复杂。一是要注意饮食的属性，是属阴还是属阳，它有哪些补益作用。二是要知饮食的宜忌，根据每个人的身体状况，该吃什么，不该吃什么。三是要顺应季节变化，依据天人相应的养生观念，人的身体随着季节的变化而变化。要顺，不能逆，逆则生病。四是要讲究平衡。这个平衡，就是精粗搭配、五味搭配，营养平衡，阴阳平衡，不能过偏。中医认为，五味对应五脏，缺一不可，要合理膳食。饮食失衡，会导致阴阳失衡，身体就会出问题。在日常生活中，只要我们把握以上几条原则，就会通过饮食摄养，实现健康长寿。

（一）食物营养

食物中具有对人体有营养作用的物质，称为"营养素"。它的功用是维持生命正常活动和保持人体的正常发育与健康。

营养素可分为 6 类（实际是 7 种营养素），即：糖类、脂肪（包括类脂物）、蛋白质、维生素、矿物质和水。

各种营养的主要来源：①糖类，主要来源于五谷、根茎类蔬菜以及豆类。②脂肪，主要来源于动、植物油脂及硬果和种子等。③蛋白质，主要来源于乳类、蛋类、肉类、鱼类和大豆以及米麦等。④维生素，主要来源于蔬菜、水果、乳、蛋、肝等。⑤矿物质，主要来源于蔬菜、水果、乳类、肉类等。

糖类　又称碳水化合物，是供给人体热能的主要物质，约占人体的每日所需总能量的 60%~70%，有时高达 80%。糖类的生理功用主要有：①供给热能，为人体活动提供能源，维持体温。糖类易于氧化，能迅速供给人体热能的需要。②构成身体的组织所有的神经组织、细胞和体液中都有糖类，体脂的一部分，也是碳水化合物转化而成。③辅助脂肪的氧化，具有抗生酮，防止发生酸中毒的作用。④能帮助肝脏解毒。⑤能促进胃肠的蠕动和消化腺的分泌。

脂肪　由脂肪酸和甘油所组成，其生理功用主要有：①供给人体的热量。②组成机体细胞。③溶解营养素。④调节生理体能。

蛋白质　蛋白质是机体组成的主要成分，是生命的基础。蛋白质是由碳、氢、氧、氮等元素合成的一种化合物，人体的软组织除水分外，主要是由蛋白质组成的。蛋白质的主要生理功能是：①构成机体，修补组织。②调节生理功能。③供给热能。

维生素　维生素是维持身体健康所必需的一类有机化合物。它是维持正常生命活动所必需的营养素，机体内一旦缺乏某一种维生素时，就会导致新陈代谢某些环节的障碍，影响正常生理功能，甚至引起特殊的疾病。

矿物质　矿物质又叫无机盐，包括不同的金属和非金属元素的化合物。它的功能主要有以下三类：一是构成骨齿的主要物质，二是构成柔软组织（如血管、肌肉等）不可少的成分，三是调节生理功能，维持体内各组织的渗透压及酸碱平衡。

水　是人体的重要组成部分，可以作为营养素的溶剂而便于身体消化吸收，还具有维持新陈代谢、润滑器官、调节体温等功用。

人体不可缺少的"第七营养素"——纤维素。它有助于人体吸收营养，不仅能增进新陈代谢，且还能吸收胆固醇，是人体不可缺少的"第七营养素"。

纤维素在大肠中吸收水分后会增加体积好几倍，可促进肠的蠕动，促进大便的排泄，能减少大肠癌等的发生。

纤维素可从食物中获取，每人每天平均约需 50 克左右（指纯纤维素）。它主要来自豆类、薯类、五谷杂粮、水果、蔬菜。纤维素的主要成分是果胶和木质素，在水果和蔬菜中含量较高。

科学家认为，目前人类食物日趋精细，使各种疾病和便秘、胆结石、冠心病、糖尿病、龋齿、结肠癌的发病率大幅度提高。究其原因，主要是摄入的纤维素大为减少的缘故。日本科学家对欧美人和非洲人的食物作了对比，发现欧美人的粗纤维的摄入量，仅为非洲人的五分之一左右，而欧美人的结肠癌发病率比非洲人高十倍。所以，吃得过于精细的人，更应补充一些高纤维食品。麸皮是最理想、最经济、最方便的高纤维食品。麸皮含纤维素约18%，还有丰富的蛋白质、维生素、矿物质，经加工后可使味道变香，食感清爽可口。常见的有麸皮面包、麸皮饼干等。

纤维素摄入不足，还可导致胆固醇代谢紊乱，增加患胆结石的可能性。过多地食用精致食物，如精米、面、肉类、蛋类、黄油、脂肪等，必然缺少纤维素，还可引起动脉粥样硬化、高血压和糖尿病。另外，要使食用的纤维素发挥作用，必须要多喝水，每日要有2升左右。这样，就会感受到纤维素的神奇效用。（钱伯文《养生指南》）

热量　人体的热量消耗主要在以下五个方面：一是供给体内生理活动，二是维持身体一定的体温，三是生长发育的需要，四是食物特殊动力作用消耗的热能，五是劳动、工作时消耗的热能。

人体热量的来源，主要是糖类、脂肪、蛋白质等营养素。根据我们的饮食习惯，由糖类供给的热能约占总热量的60%～70%，脂肪供给的热能约占17%～20%，蛋白质供给的热能约占10%～13%。

"主身者神，养气者精，益精者气，资气者食。食者，生民之天，活人之本也。故饮食进则谷气充，谷气充则气血盛，气血盛则筋力强，故脾胃者，五脏之宗也。四脏之气，皆禀于脾，故四时皆以胃气为本。《生气通天论》曰：气味辛甘发散为阳，酸苦涌泄为阴，是以一身之中阴阳运用五行相生，莫不由于饮食也。……若有疾患，且先详食医之法，审其疾状，以食疗之，食疗未愈，然后命药，不伤其脏腑

也。"（苏连营《中华养生宝典》）

《素问·经脉别论》云："食气入胃，散精于肝，淫气于筋；食气入胃，浊气归心，淫精于脉。"指出了饮食入胃，通过胃的消化、吸收，脾的运化，然后输布全身。可散布精华于肝，而后浸淫滋养于肌肉；可食气归心，精气浸淫于脉，以充盈心脏、血脉。作为人体的营养物质，是必须靠饮食源源不断地予以补充的。由于食物的味道各有不同，对脏腑的作用也不同。《素问·至真要大论》中指出："五味入胃，各归所喜，故酸先入肝，苦先入心，甘先入脾，辛先入肺，咸先入肾，久而增气，物化之常也。"这说明了五种味道的食物，不仅是人类饮食的重要调味品，可以促进饮食、帮助消化，也是人体不可缺少的营养物质。《素问·阴阳应象大论》云："味归形，形归气，气归精，精归化。"说明了饮食入胃，除营养形体之外，进而可以充实真气，再化为精华，以养元神。《寿亲养老新书》曰："主身者神，养气者精，益精者气，资气者食。食者生民之天，活人之本也。"明确指出了饮食是"精、气、神"的营养基础。（苏连营《中华养生宝典》）

"人的一生，从出生之日起，至死亡之刻止，各个脏器系统都在不停地工作。因此，亦不停地耗损着，储备力亦在逐渐下降。这就意味着人的一生，应不断地给以补充，亦即要'益'。如《正统道藏》载：'人生一世久远之期，寿不过三万日，不能一日无损伤，不能一日无修补。'"（杨力《周易与中医学》）

中国公民平衡膳食宝塔（2016年）

一日三餐怎么吃：

油 25~30 克

盐 6 克

糖 50 克

奶制品类 300 克

豆类及坚果 25 克以上

畜禽类 40~75 克

鱼虾类 40~75 克

蛋类 40~50 克

蔬菜类 300~500 克

水果类 200~350 克

谷薯类及杂豆 250~400 克

日均饮用水 1500~1700 毫升

另外：每天活动 6000 步。

《黄帝内经·二十四节气养生法》认为：在食与药的一体营养观中，强调同属天然产物的中药和食物，某些性质，特别是补益，或调养人体的阴阳气血之功能，本来就是相通的，有着水乳交融、密不可分的关系。从本草、方剂典籍中不难发现食药同源、食药同用的例证。古代医者把乌鸡、羊肉、驴皮、葱、姜、枣等规定为阴阳气血之用，或调补胃气之用；而在大量的食谱和菜肴中，又不难发现有很多药材配伍。其中常见的有：枸杞、怀山药、黄芪、茯苓、丁香、豆蔻、桂皮之类。当药食调配得当时，可提高食品保健强身和防止疾病的功效。

（二）饮食百味

野鹤按：中医讲"药食同源"，饮食物不仅营养身体，亦具有防病治病的功效。饮食分五味，五味入五脏，各有所归。《黄帝内经·素问》提出了"五谷为养，五果为助，五畜为益，五菜为充，气味合而服之，以补精益气"的养生原则。因此，在养生保健的过程中，要根据这些原则，合理膳食。下面我们选取100种常见饮食物，对其营养价值，治病防病方面的功效进行分析和了解。

1. 玉米——抗癌保健粗粮

玉米的营养十分丰富，能降低血清胆固醇，防止高血压、冠心病、心肌梗塞的发生，并具有可延缓细胞衰老和脑功能退化等作用。

医学家们的最新研究还证明，玉米具有抗癌作用。这是因为：其一，粗磨玉米面中含有大量的赖氨酸。这种赖氨酸不但能抑制抗癌药物对身体产生的毒副作用，还能控制肿瘤的生长。其二，玉米中含有一种抗癌因子——谷胱甘肽。这种物质能用自身的化学"手铐"铐住致癌物质，使它失去毒性，然后，通过消化道把它驱出体外。其三，玉米中含有硒和镁。硒能加速过氧化物的分解，使恶性肿瘤得不到分子氧的供应，从而被抑制；镁一方面也能抑制癌细胞的发展，另一方面能使体内废物尽快排出体外，从而起到防癌作用。其四，玉米还含有很多的纤维素，能促使胃肠蠕动，缩短食物残渣在肠内的停留时间，并把有害物质带出体外，从而对防止直肠癌具有重要意义。

2. 荞麦——降压强心食品

荞麦，论营养，它是粮食作物中的佼佼者。荞麦面中还含有其他粮食中很少具有的芦丁和烟酸成分。具有降低血脂和胆固醇以及保护血管的重要作用，是治疗心血管疾病的良药。荞麦面中还含有较多的矿物质，特别是磷、铁和镁。这些物质对维护人体心血管系统和造血系统的正常生理功能具有重要意义。

荞麦性味甘平，具有下气利肠、清热解毒的功能。《本草纲目》载，它能"降气宽肠、磨积滞、消热肿风痛、除白浊白带、脾积泄泻"。所以，常食荞麦面，可以宽肠降气、健胃止痢、降低血压。此外，荞麦面还可外用，用来治疗"丹毒""疮肿"等。荞麦叶捣烂外敷，也可以用于外伤及紫癜、眼底出血的止血。荞麦秧、叶有较多量的芦丁，以其做食品或煮水常服，可预防高血压引起的脑溢血。

3. 大豆——营养之花，豆中之王

大豆品种很多，根据外皮颜色可分为黄色大豆、青色大豆、黑色大豆、褐色大豆四类。其中以黄豆为主。

大豆的营养全面而丰富。其一，它含有约 35%～40% 的蛋白质，比瘦肉猪的蛋白质高一倍多，而且这些蛋白质与鸡蛋、肉、奶中的蛋白质相似，含有人体必需的氨基酸。其二，它含有 18%～20% 的优质脂肪。它比动物性脂肪优越之点在于，它富含油酸及亚油酸。这类不饱和脂肪酸，具有降

低胆固醇的作用，对于防止血管硬化、高血压和心脏病大有裨益。其三，每百克黄豆中含钙约367毫克、磷571毫克、铁11毫克，分别为瘦猪肉的33倍、3倍和4倍多。对正在生长发育的儿童和易患骨质疏松的老年人以及缺铁性贫血患者，特别相宜。其四，它含有多种维生素，尤其B族维生素比较丰富。其五，大豆纤维素富含皂甙。它能吸收胆酸，从而促进胆固醇的代谢，有助于减少胆固醇的存积和心血管的健康。

大豆，还有较高的药用价值。李时珍指出，大豆能"治肾病，利水下气，制诸风热，活血、解诸毒"。

4. 红薯——健身长寿地瓜

红薯，又有白薯、甘薯、番薯、山芋、地瓜等名称。何以说它是健康长寿食品呢？一是因为它含有丰富的营养物质。据化学分析，每千克红薯中含糖类256克、蛋白质15克、钙156毫克、磷174毫克，以及多种维生素，尤以胡萝卜素含量极为丰富，是粮食和蔬菜中的佼佼者。二是它含有一种具有特殊功能的黏蛋白。这种黏蛋白，不但能维持人体心血管壁的弹性、阻止动脉硬化的发生，使皮下脂肪减少，防止肝肾中结缔组织萎缩，预防胶原病发生，而且对呼吸道、消化道、关节腔和浆膜腔，也有很好的润滑作用。它含有较多的淀粉和纤维素，人食入后，能在肠内大量吸收水分增加粪便体积，不仅能够预防便秘、减少肠癌的发生，还有助于防止血液中胆固醇的形成，预防冠心病发生。它是一种生理碱性食品，能与肉、蛋、米、面所产生的酸性物质中和，调节人体的酸碱平衡，对维护人体健康有积极意义。

5. 绿豆——清暑解毒的良药

绿豆，营养丰富，用途广泛。李时珍盛赞为"济世良谷""食中要物""菜中佳品"。绿豆的营养价值极高，含蛋白质、脂肪、糖、钙、磷、铁、胡萝卜素、多种维生素、烟酸等。可煮食，可做菜。其食用价值堪称谷豆中的佼佼者。

绿豆，性凉味甘，有清热解毒、止渴消暑、利尿润肤的功能。自古以来，就以能被作为药用而倍受重视。其最突出的用处是作解暑饮料。绿豆的另一重要药用价值是解毒。李时珍曾指出：绿豆肉平皮寒，能解金石、砒霜、草木诸毒。绿豆可解百毒，可治麻疹合并肠炎，可治乳痈初起，可治痢疾肠炎，可治痄腮红肿（腮腺炎），可解酒精中毒。

6. 山药——补中益气的佳品

山药，不但含有丰富的淀粉、蛋白质、无机盐和多种维生素等营养物质，还含有多量纤维素以及胆碱、黏液质等成分。食用山药具有以下好处：一是它能供给人体大量的黏液蛋白。这是一种多糖蛋白质的混合物，对人体有特殊的保健作用，能预防心血管系统的脂肪沉积，保持血管的弹性，防止动脉粥样硬化过早发生，减少皮下脂肪沉积，避免出现肥胖。二是它能防止肝脏和肾脏中结缔组织的萎缩，预防胶原病的发生，保持消化道、呼吸道及关节腔的滑润。三是山药中的黏液多糖物质与无机盐结合后，可以形成骨质，使软骨具有一定的弹性。四是山药中含有的消化酶，能促进蛋白质和淀粉的分解。

山药可以入药，能治疗多种疾病。我国医学认为，山药味甘、性平，具有"除寒热邪气、长志安神、补中益气、助五脏、强筋骨、健脾胃、长肌肉、止泄痢、化痰涎"等多种功效。《神农本草经》列为上品。河南怀庆府（今博爱、沁阳、武陟、温县等地）所产质量最佳。

7. 芋艿——平时蔬菜荒时粮

芋艿，又名芋头、毛芋、土芝。具有和马铃薯大致相同的营养价值，除淀粉、蛋白质、脂肪外，还含有磷、钙、铁、多种维生素和黏液皂素等。由于它质地比马铃薯细软，又不含龙葵素，易于消化。因此，很适于胃弱、肠道病、结核病及幼儿和恢复期病人食用。

8. 小米——健胃滋肾的良药

小米，学名粟米。其性味甘、咸、微寒。营养特别丰富。饱含蛋白质、脂肪、淀粉、钙、磷、铁等物质。它有滋养肾气、健脾胃、清虚热等医疗功能。《本草纲目》认为，喝小米汤"可增强小肠功能，有养心安神之效"。小米熬粥浮在上面的一层米油，营养特别丰富。清代王士雄在《随息居饮食谱》中谓"米油可代参汤"。

小米的食疗作用有：治疗反胃作呕、胃热。粟米磨粉做丸煮熟食用，治疗脾胃虚弱引起的泄泻。小米与怀山药、大枣煮粥，治疗老幼脾虚久泻等。

9. 江米——补脾益肺之谷

江米，学名叫糯米，即黏稻，又称元米。其质柔黏，味甘性温，含有丰富的营养，除含有蛋白质、脂肪、糖、钙、磷、铁外，还含有硫胺素、核黄素、尼克酸等。江米有很好的医疗功能，对脾胃虚寒、久泻少食、脾虚泄泻、体虚心慌有治疗作用。以糯米、红枣煮粥食用，可治疗胃脘隐痛。对产后、病后体弱者，尤有补益作用。糯米还可安神。

10. 黑豆——黑发补血的佳品

黑豆，又名乌豆。气味甘、平、无毒。有解表清热、滋养健血、补虚黑发的药用功能。李时珍说："黑豆入肾功多，故能治水、消肿、下气，制风热而活血解毒。"现代科学研究证明，黑豆含有大豆皂草苷、染料木苷等物质，有解表清热和滋养止汗作用。黑豆用作食疗：可治疗产后百病、虚证、各种血证、各种白发等。

11. 红小豆——功能多具的补品

红小豆，又称赤小豆。营养价值丰富。含有蛋白质、碳水化合物、钙、磷、铁。此外，还含有硫胺素、核黄素、菸酸、皂素等。

李时珍称红小豆为"心之谷"，其功用为"律津液，利小便，消胀，除肿，止吐"，并治"下痢肠辟，解酒毒，除寒热痛肿，排脓散血，而通乳汁……"红小豆用于食疗，预防麻疹、治疗黄疸型肝炎、治肝硬化腹水、治水蛊腹大、治血丝虫病、治孕妇水肿及营养不良、治疗丹毒，均有功效。

12. 芝麻——抗衰防老食品

《神农本草经》和《本草纲目》都认为芝麻不仅能开胃健脾、利小便、和五脏、助消化、消饱胀、化积滞、降血压、顺气和中、平喘止咳、治神经衰弱，而且具有抗衰老的作用。古人认为芝麻能"填精""益髓""补血"。芝麻中含有多种抗衰老物质，如油酸、亚油酸、亚麻酸等不饱和酸。还含有天然维生素 E，这是具有重要价值的营养成分。维生素 E 的生理作用机制主要是抗氧化作用。它可以阻止体内产生过氧化脂质，从而维持含不饱和脂肪酸比较集中的细胞膜的完整和功能正常。也可以防止体内其他成分受到脂质过氧化物的伤害。此外，维生素 E 可以减少体内脂褐质的积累。这些都可以起到延缓衰老的作用。

另外，芝麻香油里还含有丰富的卵磷脂，不但可以防止头发过早变白和脱落，保持头发秀美，而且能够润肤美容，促进人体保持和恢复青春的活力。

13. 黑芝麻——疗效特殊的仙家食品

黑芝麻，亦称胡麻，是芝麻中的一个独特品种。含有蛋白质、脂肪、钙、磷、铁等，与普通芝麻没有太大的区别。但是，它的医疗保健功能，却是普通芝麻无法比拟的。黑芝麻具有滋养肝肾、润肠通便、养血乌发等作用。

14. 马铃薯——人类第二面包

马铃薯又名土豆、洋芋。它与稻、麦、玉米、高粱一起，被称为世界五大作物。它含有丰富的营养成分，西方人作主食，称为"第二面包""植物之王"。其维生素是苹果的 10 倍。钾、镁含量高，可预防老年高血压、防中风、防糖尿病。还具有补脾胃、宽肠胃、保护心脏的功能。它所含的热量低于谷类粮食，是理想的减肥食物。出海远航，吃些马铃薯，可预防坏血症。经常食用马铃薯，可防结肠癌等。

15. 花生——名副其实的长生果

花生仁中含蛋白质高达 26%，相当小麦的 2 倍、大米的 3 倍，而且容易被人体吸收，消化系数约 90%。花生滋养补益，有助于延年益寿，所以，民间称为"长生果"。花生具有悦脾和胃、润肺化痰、滋养补气、清咽止痒和养胃醒脾、滑肠润燥的功能。营养学家研究发现，花生油、花生及其制品，富含多种维生素、叶酸以及大量的锌、钙、磷、铁等微量元素，可以有效补充人体所需的各种营养。

16. 菠菜——通便清热的常青菜

菠菜，阿拉伯人曾将它列为"蔬菜之王"。性平和，营养丰富，有通小便、清积热、促进胃肠和胰腺分泌、帮助消化吸收的作用。含有多种维生素，可辅助治疗鼻衄、牙龈出血、肠出血。它含有可抗菌皂苷，常食之，可使大便通畅，缓解便秘症状。它还可以配合治疗糖尿病、乳糜尿病、肺结核、高血压、风火赤眼、夜盲症以及解酒毒等。

17. 韭菜——娇嫩鲜美的起阳草

韭菜除了含较多的纤维素、能增强肠胃蠕动、对预防肠癌有积极意义外，它含有的挥发性精油及含硫化合物，更具有降血脂的作用。因此，食用韭菜对高血脂及冠心病患者颇有好处。韭菜还具有较多的药用价值。它除了降低血脂的作用外，温补肝肾、助阳固精的作用也很突出，因而在药典上有"起阳草"之称（古人称韭菜为百草之王）。此外，以韭菜煮糯米酒服之，可治血崩；以生韭叶开水泡过、砸烂取汁，可治噎膈反胃、胸脘隐痛。以韭叶捣烂如泥、烘热或取汁涂擦,可治牛皮癣或过敏性皮炎、汗斑。以韭菜根煎汁内服,可治盗汗自汗。以韭根煎水趁热坐熏,可治痔疮、脱肛、子宫脱垂。以韭菜籽研粉,可治阳痿遗精、龋齿牙疼、小儿尿床等。另外,若误吞了金属器物,以韭菜裹成小团,开水烫后吞下半斤以上,能使金属器物随大便排出。

18. 荠菜——营养丰富的野菜

荠菜又名地菜、地菜花、芨菜、香善菜、清明草、护生菜、田儿菜等。

荠菜有着丰富的营养,炒一盘菜,可兼具多种蔬菜营养之长。现代医学证明,它有多种医疗功能:其一,能止多种出血,如内伤出血、产后子宫出血、便血、尿血、消化道溃疡出血、视网膜出血等等。其二,能降低血压,据试验,每天两次用荠菜2两煎汤服,有明显降血压作用。其三,能治疗泌尿系统的乳糜尿、泌尿系结石、肾炎水肿等病。荠菜加鸡蛋煎食,还可治疗肾结核。其四,对消化系统,可健胃消食、治疗胃痉挛、胃溃疡、痢疾、肠炎等病。其五,还可治疗目疾,如目赤肿痛、结膜炎、夜盲眼等。其六,可疏肝明目。

19. 蕨菜——山菜之王

蕨菜又称龙头菜,其营养价值高,含有丰富的矿物质和维生素。在清代文献中,它被称为"山菜之王"。在日本它被誉为"雪果山珍"。它还具有去暴热、利水道等功效。

20. 香椿——蛋白冠群蔬

香椿,除含有极丰富的营养外,其叶、皮、根、果实

（香铃子）都具有一定的医疗作用。把鲜香椿头与等量大蒜，加少许食盐，捣碎，敷于患处，可治疮痈肿毒。把香椿、杉木、枫树三者的嫩枝叶各等份，水煎去渣饮服，可治丝虫病。把香椿根皮，用水煎有固肠止血、发表透疹作用。还可用于治疗赤白痢疾、疮疥癣癞、宫颈炎、赤白带下及尿道感染、膀胱炎等。香铃子则具有辛散温通、散风祛寒、通痹除湿的作用，可用于治疗风寒感冒、胃肠塞滞、脘腹胀闷、风湿性关节炎、疝气等症。

21. 莴苣——苦凉利五脏

莴苣，也叫莴笋，又叫千金菜。李时珍则说："莴菜自呙国来，故名。"莴笋的营养价值高，不但是蔬中美食，也具有食疗药用功能。其气味苦、寒，食之，可利五脏、通经脉、开胸膈、利气、坚筋骨、去口气、白牙齿、明眼目、通乳汁、利小便，以及消食、杀虫、解蛇毒等。但不论何种吃法，都要以淡为主。

22. 大白菜——清爽适口的养生主菜

大白菜，是我国北方广大地区冬春两季的主要蔬菜。它四季长青，营养丰富。苏东坡曾写道："白菘类羔豚。"古称菘，即白菜。南宋诗人范成大赞道："拨雪挑来塌地菘，味如蜜藕更肥浓。"白菜含有丰富的维生素 C 和钙、磷。作为药用，从菜叶到菜根，都有价值。常食对预防动脉粥样硬化或某些心血管病大有好处。白菜叶同姜、葱一起捣碎、炒熟，可敷胃痛。白菜根配银花、紫背浮萍煎服，或用白菜叶捣烂涂之，可治疗油漆过敏。白菜里含有较多的纤维素，常食之，可以通大便，对防止结肠癌也很有意义。

23. 菜花——防癌新秀

菜花又叫"椰花菜""花菜"。它的老家在西欧，常食能开音、止咳、防病。花菜营养丰富。它含有蛋白质、脂肪、糖及较多的维生素 A、B、C 和丰富的钙、磷、铁等矿物质，不但能够增强肝脏的解毒能力，促进生长发育，而且有提高机体免疫能力的作用，能够预防感冒、坏血病等的发生。研究发现，菜花中含有多种吲哚衍生物。它能增强动物对苯并芘等致癌物的抵抗力，因而具有抗癌作用。它作为一种防癌新秀，与卷心菜类里的其他蔬菜，如洋白菜、甘蓝等，一起被世界科学家列入抗癌食谱中。同时，菜花叶榨出的汁液煮沸后，加入蜜糖，制成糖浆，是治疗肺病、咳嗽的良药。

24. 洋白菜——疗效广泛的家常菜

洋白菜，又叫卷心菜、莲花白、圆白菜、包心菜。其学名叫"结球甘蓝"，是甘蓝的一个变种。它有较高的营养价值和十分广泛的医疗作用。用新鲜的洋白菜汁，治疗胃溃疡和十二指肠溃疡，可提高胃肠内膜上皮的抵抗力，使代谢过程正常化，从而加速溃疡处的愈合。洋白菜内的果胶、纤维素，能够结合并阻止肠内吸收胆固醇、胆汁酸，因而对动脉硬化、心脏病局部缺血、胆石病患者及肥胖的人特别有益。洋白菜所含的 2%~5% 的糖类中，主要是葡萄糖和果糖。新加工好的洋白菜汁，含有植物杀菌素和芥子挥发油，可抑制细菌、真菌和原虫的生长繁殖，特别是其中的乳酸，对缺少胃酸的人很有好处。经常食用洋白菜，对防治肝炎、胆囊炎等慢性病，也有良好的作用。另外，以新鲜洋白菜叶外用，也有不少医疗作用。如可治疗烧伤、冻伤，可治疗湿疹及关节瘀血、骨折处疼痛等。

25. 苋菜——夏季之佳蔬

苋菜，是夏季餐桌上常见的蔬菜。《滇南本草》载："白者入气，赤者入血。白动痰，赤破血。治大、小便不通，能通血脉，逐瘀血。"

红苋菜能够驱逐瘀血，所以，有瘀血患者可以适量多吃一些。白色的苋菜（根白叶绿），能调畅生机，有痰尤其是有热痰的患者，可以多吃一些。血脂高的人要多吃一些红苋菜。

苋菜具有清热利窍之功，适用于赤白痢疾、二便不通等症。

26. 马齿苋——天然抗生素

马齿苋，是一种古籍上早有记载的对人类有贡献的野生佳蔬，而且有着很好的医疗作用。因此，民间又叫它"长寿菜""长命菜"。其性寒味酸，具有清热利湿、止痢消炎、解毒疗疮等功效。它对痢疾杆菌、大肠杆菌和金色葡萄球菌等多种细菌有强力抑制作用，有"天然抗生素"的美称。在夏秋之际，常用它治疗的病症有：肠炎、痢疾（以其茎叶挤汁，加适量蜂蜜，用开水冲服，或以其茎叶切碎与粳米共煮为粥，早晚食用）、尿血、尿道炎（用鲜品 60 克煮水饮服，或再加白茅根 15 克，同煎水服）、湿疹、皮炎（用鲜品洗净，捣烂外敷，或煎水搽洗）、赤白带下（用鲜品取汁加鸡蛋清一起煎服）、各种痈肿、疮疖（把鲜品洗净与食盐一起捣烂调服，或煎汤饮服），还可以鲜品煎水服，治疗乳痈、痔疮出血、毒蛇咬伤以及肺结核等，故确为天然良药。

27. 西红柿——神奇的菜中果

西红柿，一名叫番茄。它既含有丰富多样的营养，也是菜中之果。西红柿中维生素 C 的含量相当于西瓜的十倍，常吃西红柿，对于治疗坏血病、过敏性紫癜、感冒和促进伤口愈合，都有重要的作用。西红柿还含有丰富的胡萝卜素、维生素 B 族。其中包括对保护血管健康、防治高血压，有一定作用的维生素——芦丁，其各种维生素的含量，比苹果、梨、香蕉、葡萄等要高 2~10 倍。它含有占其总量 0.6% 的各种矿物质。这些矿物质，对婴儿和儿童生长发育特别有益。

西红柿中还含有一种特殊成分——番茄素。它有助消化和利尿的功效。常吃西红柿，对肾脏病患者也很有益。高血压、眼底出血患者，每天早晨吃新鲜西红柿 1~2 个，也可收降压、止血之效。

28. 胡萝卜——富含维生素的佳蔬

胡萝卜营养丰富，具有突出的防癌、抗癌作用。还具有改善微血管的功能，能增加冠状动脉血流量，降低血脂，因此，具有降压、强心的功能。胡萝卜中含有一种能降低血糖的成分，是糖尿病患者的佳蔬良药。胡萝卜还含有少量挥发油等物质，具有一定杀菌作用。由于胡萝卜具有诸多功用，在西方名气很大，被视为菜中上品。荷兰人把它列为"国菜"之一。日本人则把常吃胡萝卜，看作与长寿有关。

29. 白萝卜——十月小人参

在我国农村，流传着"冬吃萝卜夏吃姜，不劳医生开药方""十月萝卜小人参"的谚语。

这自然是有它的道理。

（1）白萝卜含有很多糖化酶。这种糖化酶能够分解食物中的淀粉等成分，使之为人体充分吸收。

（2）白萝卜中含有芥子油。它是辛辣味的主要来源，有促进胃肠蠕动、增进食欲、帮助消化的功效。适当吃些萝卜，可以治疗食积胸闷和消化不良。

（3）白萝卜有很强的行气功能，还能止咳化痰、除燥生津、清凉解毒、利大小便。一到冬季，生火取暖，烟熏火烤，很需要除燥解热之剂，萝卜便成为佳品。特别是那种青皮红心、清甜酥脆的"心里美"萝卜，冬季生吃，尤为适宜。

（4）白萝卜还具有抗癌作用。一是由于白萝卜中所含的木质素，能提高巨噬细胞的活力，从而吞噬癌细胞。二是萝卜所含的一种酶，能把致密的亚硝胺分解掉。

30. 辣椒——开胃抗寒的佳品

辣椒可以为人体补充丰富的营养物质。吃辣椒有多种益处：一是可以开胃，二是能够抗寒，三是可以减肥防病，并可以防止人感染寄生虫。四是它还可以制药治病，能够制成辣椒酊，治疗消化不良、胃肠积食。制成辣椒软膏，能治疗冻伤和风湿痛。制成辣椒油，可治疗龋齿引起的牙痛。以酒泡辣椒，还可助毛发再生。

31. 茄子——心血管患者的佳蔬

茄子，有白茄、紫茄、圆茄、长茄等诸多品种。茄子具有很高的营养价值。它含有丰富的蛋白质和维生素。常吃茄子，可使血液中胆固醇水平不致增高，并能提高微血管抵抗力，因而有很好的保护心血管的功能。美国一家杂志著文《降胆固醇十二法》中，把食用茄子降低胆固醇列为十二法之首。因此，中青年人以及患心血管病或胆固醇高者，经常吃些茄子，对健康长寿是十分有益的。

茄子的医疗作用还有：以紫茄数斤，与米同煮为饭，连食数日，可治疗黄疸肝炎。把茄子捣烂，用醋调匀敷患处，可治无名肿痛。将经霜茄子连蒂烧存性为末，每日空腹酒服10克，可治肠风便血。以新鲜茄子皮局部外敷，每日1~2次，可治老烂脚等。

32. 竹笋——消食减肥的珍馐

竹笋，即竹的嫩茎，古人称之为"竹萌""竹胎"。竹笋种类繁多，可分为冬笋、春笋、鞭笋三类。竹笋味甘、微寒、无毒。具有清热消痰、利膈爽胃、消渴益气等功效。还能促进肠道蠕动，帮助消化，去积食，防便秘，也是减肥的佳品。用鲜竹笋与鲫鱼共烧为汤，还具有开胃清沥的作用，趁热给出麻疹、风疹及水痘的小儿喝，有辅助治疗作用。对发热口干、小便不利患者，亦有清热利尿作用。用鲜竹笋煮白米粥食之，可治疗久泻久痢、脱肛等症。用竹笋与陈蒲、冬瓜皮水煎喝汤，对因肾炎、心脏病、肝脏病、晚期血吸虫病引起的浮肿腹水，有明显的消除作用。以毛竹笋烧猪肉、鸡肉，是春夏滋补佳品。此外，竹笋对治疗咳喘、糖尿病、高血压、烦渴、失眠等证，也有较好的疗效。

竹笋作为药膳，对高血压、高胆固醇病有一定功效，特别对于肥胖病，具有明显的减肥效果。

33. 四季豆——抗癌又解毒

四季豆，含有皂苷、尿毒酶和多种球蛋白，具有提高人体免疫功能、增强抗病能力、激活 T 淋巴细胞、促进脱氧核糖核酸的合成等功能，对肿瘤细胞有抑制作用。

四季豆含有植物血凝素，可以凉血、解毒、止血，可以用于治疗流行性出血热、血小板减少性紫癜等。（《蔬菜养生治百病》）

34. 蚕豆——快胃祛湿利脏腑

蚕豆，性味甘平，微辛。除食用外，还有快胃、祛湿、利脏腑，"补中益气，涩精实肠"等功能。可用于治疗多种疾病。例如，三年以上陈豆煎汤饮，或与猪肉炖食，或用蚕豆与冬瓜皮共用水煎服，可以治疗水肿。用蚕豆衣与红糖，煮成浸膏，连日服用，可治疗慢性肾炎。把蚕豆（鲜品或干品泡胖）捣烂如泥，涂在头上，可治秃疮。另外，蚕豆花、叶、梗，均可用来止血。

35. 豇豆——补肾安脏又健脾

豇豆，味甘，性平，归脾、肾经。它具有解渴健脾、补肾止泄、益气生津的功效。对治疗尿频、遗精及一些妇科疾病，有辅助治疗功效。

豇豆中的磷脂能促进胰岛素分泌，参与糖代谢，是糖尿病患者理想食品。

36. 豆腐——营养胜牛奶，素食唱主角

豆腐，由我国最早发明和制造，而后传往世界各地。史载豆腐为汉代淮南王刘安所创制。

豆腐是植物性食物中含蛋白质最高的食品。它大大超过了牛奶，而且容易被人体所吸收。豆腐对动脉硬化和心脏病患者也十分有益。此外，豆腐含碳水化合物极少，故而也很适合糖尿病患者和希望减肥的人食用。

豆腐还有着优异的医疗价值。李时珍称，它具有"宽中益气，和脾胃，消胀满，下大肠浊气"及"清热散血"等功效。

需要注意的是，由于豆腐含嘌呤较多，因嘌呤代谢失常的痛风病人及血尿酸浓度增高的患者，应当慎食。

37. 臭豆腐——营养丰富的风味食品

臭豆腐具有丰富的营养。据分析对比，每两块臭豆腐中所含的蛋白质，就相当于一个鸡蛋的蛋白质的量；而臭豆腐由于经过微生物发酵，其营养成分更容易被人体消化和吸收，从这个角度看，可以说它胜过鸡蛋一筹。

38. 豆芽——豆菜兼备的蔬食

豆芽含有丰富的营养。它是由豆子（黄豆或绿豆）生成的。其营养成分，既保留有豆子的特点，又兼有绿叶蔬菜的特征。黄豆发成豆芽，更多的磷、锌等矿物质被释放出来，维生素的变化更大，营养出现奇迹般的变化。豆芽不仅能给人体补充营养，且有着多种医疗功效。李时珍指出，豆芽能"解酒毒、热毒，利三焦"，患泌尿系感染时，用豆芽菜绞汁，调以适量白糖代茶饮，有清下焦火热、解毒消炎之效。用绿豆芽，同鲫鱼炖服，是下乳的良方。豆芽中所含的天门冬氨基酸，具有消除疲劳的作用。其所含的叶绿素，具有防癌作用。

39. 黄瓜——减肥美容的佳品

食用黄瓜有多种好处。其一，黄瓜含有纤维素，对于促进肠道中腐败物质的排泄和降低胆固醇，有着一定的作用。其二，鲜黄瓜中含有一种丙醇二酸，它可以抑制糖类物质转变为脂肪。这对于身体超重的人来说，具有减肥的作用。其三，黄瓜含有较多的维生素 E，它能够促进细胞分裂，对于推迟人体衰老过程，有一定积极作用。其四，黄瓜头含有一种葫芦素 C。动物试验证明，这种物质具有明显的抗肿瘤作用。其五，黄瓜还有一种特殊的美容功能（用黄瓜汁洁面护肤）。

40. 苦瓜——清暑宜人的君子菜

苦瓜含有苦瓜甙、苦味素，是蔬菜中唯一以"苦"而独具特色的瓜果菜。据分析，苦瓜中所含的蛋白质、脂肪、碳水化合物、维生素等，在瓜类蔬菜中都是较高的。特别是维生素 C 的含量，每 100 克中高达 84 毫克，约为冬瓜的 5 倍、丝瓜的 10 倍、黄瓜的 14 倍、南瓜的 21 倍，居瓜类之冠。

苦瓜不仅是一种佳蔬，也是一味良药。李时珍称它"苦、寒、无毒"，具有"清邪热，解劳乏，清心明目，益气壮阳"之功。用它治疗胃热痛、湿热痢疾、呕吐腹泻及尿血等症，都颇为有效。还具有降低血糖和抗癌作用。

41. 西瓜——去暑利尿的盛夏佳果

西瓜不但能开胃口、助消化、止干渴、去暑疾，而且可以利尿、促代谢、滋身体、补营养。还能消炎降压、促进人体新陈代谢、减少胆固醇沉积、软化及扩张血管的功能。但胃寒者，宜少吃，慎吃。因为西瓜味甘，性寒，故一名寒瓜。

42. 冬瓜——减肥轻微济时菜

《食疗本草》中说："欲得体瘦轻健者，则可常食之；若要肥，则勿食也。"它也是肾脏病、浮肿病及高血压患者的理想蔬菜。有清热养胃、涤秽除烦、利水化痰、止渴泻痢，去脚气、淋病、咳喘、痰吼，化痈疽、痔疮，以及解鱼毒、酒毒等功效。

43. 丝瓜——祛暑清心的日常蔬菜

丝瓜性味甘平，有清暑凉血、解毒通便、去风化痰、润肌美容、通经络、行血脉、下乳汁等功效。其络、籽、藤、叶，皆可入药。丝瓜的瓜络，常用于治疗气血阻滞的胸肋疼痛、乳痈肿痛等症。丝瓜藤常用于通经活络，去痰镇咳。丝瓜籽则可用于治疗月经不调、乳汁不通、腰痛不止、食积黄疸等症。丝瓜根也能用来消炎杀菌、去腐生肌。因此，丝瓜堪称浑身是宝。

44. 南瓜——宜菜宜粮的宝瓜

南瓜含有丰富的营养及多种维生素，特别是胡萝卜素（维生素 A 原）的含量居瓜类之冠。

南瓜气味甘、温、无毒，具有补中益气的功能。南瓜籽研末，开水调服，可驱蛲虫。用南瓜蒂烧存性，研末，每日用温开水或黄酒送服，可治疗习惯性的流产或乳腺癌。南瓜花与猪肝同煮，内服可治夜盲。南瓜藤水煎，可治胃痛、肺结核。南瓜根用水煎服，也可治风瘫不起。南瓜被誉为"瓜宝"，名副其实。

45. 海带——多功能的海菜

海带，不但是人们补充营养的优良食品，而且有着多种医疗作用。这是由于它除含量有一般营养成分外，还有一些特殊的营养化学成分：微量元素、褐藻酸、甘露醇等。海带因富含碘质，常食之，对预防甲状腺肿大和维持其正常功能，大有益处。药理研究证明：海带中的褐藻酸钠盐，有预防白血病和骨痛病的作用，对动脉出血也有止血作用。近年来，还发现海带的一种提取物，具有抗癌作用。海带中含有丰富的甘露醇，对治疗急性肾功能衰退、脑水肿、乙型脑炎、急性青光眼都很有效。海带还有软坚散结、清热利水、镇咳平喘等作用。

46．紫菜——高营养的海味汤料

紫菜性味甘、咸、寒，含有丰富的营养，对人的健康颇为有益，特别是对儿童和老年人益处更多。紫菜还具有降低血浆中胆固醇含量、化痰软坚、清热利水、补肾养心等功能。

47．百合——抗癌佳品

百合，除含有淀粉、蛋白质、脂肪及钙、磷、铁、多种维生素、泛酸、胡萝卜素等营养素外，并含有一些特殊的营养成分。这些综合作用于人体，不仅具有良好的营养滋补之功，对于病后虚弱、结核病、神经官能症等患者大有助益，而且对多种癌症都有较好的疗效，是一种比较理想的抗肿瘤药。

百合，味甘微苦，性平，有润肺止咳、养阴清热、清心安神之功。以治疗心肺疾患为主。

48．荸荠——清火解暑的良品

荸荠，味甘微寒，滑而无毒，具有清热止渴、利湿化痰、温中益气，清风解毒等功效。据实验证明，荸荠英对金黄色葡萄球菌、大肠杆菌、产气杆菌及绿脓杆菌等，均有一定的抑制作用，同时对降低血压，也有一定效果。

49．香菜——芬芳诱人的健胃佳品

香菜具有健胃、驱寒解毒、促进周身血液循环的医疗作用。李时珍《本草纲目》上载"辛温香窜，内通心脾，外

达四肢。"《罗氏会约医镜》则谓之"辟一切不正之气，散风寒、发热头痛，消谷食停滞，通二便，去目翳，益发痘疹。"（另：香菜对降血压也有一定疗效）。

50. 茼蒿——清香似蘑的野菜

茼蒿茎与叶均可食，营养丰富，尤其是胡萝卜素和矿物质含量，更值得重视。茼蒿也具有良好的药用价值。唐代名医孙思邈在《千金方·食治》中说它可以"安心气，养脾胃，消痰饮，利肠胃。"明代李时珍称其性味"甘、辛、平、无毒"。由于含有一种挥发的精油以及胆碱等物质，具有开胃健脾、降压补脑等功效。常食茼蒿，对咳嗽痰多、脾胃不和、记忆力减退、习惯性便秘等，均大有裨益。

51. 金针菜——佐餐佳品、VA 之冠

金针菜，又名"黄花菜"，植株称"萱草""忘忧草"。唐代诗人白居易有"杜康能解闷，萱草能忘忧"的诗句。金针菜营养价值高，特别是胡萝卜素的含量高，不亚于胡萝卜的含量。它含有冬碱等成分，具有止血、消炎、利尿、健胃、安神等功能。其花、茎、叶、根，都是较好的药材。它的花，民间用来治疗大便带血、小便不通、便秘和产后无乳等。用它的根端膨大体炖肉或炖鸡，治疗贫血、月经量少、老年性头晕，效果都较好。需要注意的是，金针菜不宜鲜食，有毒。

52. 生姜——抑菌增鲜的佳品

生姜，味辛，微温，含辛辣和芳香气味的挥发油。既可

为菜，也可调味，更可为药。具有增强和加速血液循环、刺激胃液分泌、兴奋肠管、促进消化等作用。实验证明，生姜滤液能有效地抑制葡萄球菌，对阴道滴虫及皮肤真菌，也有明显的抑制作用。可治疗感冒头痛、胃寒疼痛、受寒腹痛腹泻、行经腹痛、妊娠呕吐、风湿性关节痛，还有解毒作用。"冬吃萝卜夏吃姜，不劳医生开药方"的谚语，对其防病、治病作用是精辟的概括。

53. 大葱——驱邪利脏的病菌克星

葱，民间有"菜伯"及"和事草"之称。它不仅是"菜中要物"，而且在医疗上也大有作为。《名医别录》说，葱可"除肝中邪气，安中利五脏，杀百药毒"。《药品化义》指出：葱"辛温通窍，专主发散。凡一切表邪之病，大能发汗逐邪，疏通关节。盖风寒湿之气，感于皮肤经络之间，而未深入脏腑之内，宜速去之，开发毛窍，放邪气出去，则营卫通畅。"大葱常用来治病的方法主要有：以葱白头并须与豆豉合煎，有通宣营卫、透散寒邪、发汗退热等功效。可主治伤风感冒初起的表证。用葱白进行不同加工，还可治疗小儿感冒、小儿遗尿、小儿秃疮及小儿蛔虫等。

54. 葱头——菜中的皇后

葱头除了作为蔬菜以外，它的医药效力是很出色的。它是高血脂、高血压等心血管病患者的良药。用新鲜葱头，剥去外皮，磨碎榨汁，可治疗创伤、挫伤，预防昏厥，减轻灼伤或烧伤。治疗头痛，减少癫痫发作，也可作为烟（尼古丁）中毒的解毒剂。用它的鲜汁与醋混合，可治咽喉炎。与芥子油混合，可治风湿病。用捣碎的葱头，当作软膏，还可治疗牙痛。

55. 大蒜——调味灭菌的多功能菜

大蒜不但营养丰富，而且有着多种防病治病的作用。它开胃提神，有着很强的杀菌作用，可以杀死流感病毒、金黄色葡萄球菌、脑膜炎球菌、伤寒杆菌、痢疾杆菌、大肠杆菌及霍乱、百日咳等病菌。同时，对阿米巴原虫、蛲虫、钩虫等，也有很好的杀灭作用。蒜辣素中含硫化合物，对血脂过高症有明显的防治作用。可降低高胆固醇、高血压，加强人体的免疫功能。常吃大蒜，还具有刺激胃分泌、增进食欲、帮助消化、预防感冒的良好作用。

56. 魔芋——新兴的魔力食品

魔芋，不仅因为它有营养价值，而且还有独特的功能。一是它能增加胃肠蠕动。二是防止便秘，对结肠癌、痔疮、静脉瘤有辅助治疗作用。三是能减少体内胆固醇的积累，对防治高血压、冠状动脉硬化有重要意义。

57. 梨——健脾润肺的百果之宗

梨，不但是补充人体必需营养成分的重要水果之一，而且它性寒味甘，有润肺、化痰、止咳、退热、降火、清心、解疮毒和酒毒等医疗功效。梨，对肝炎病人，有保肝、助消化、促食欲的作用。肝火上亢，或肝火上炎型高血压病人，经常食之，可滋阴清热，使血压下降，头昏目眩减轻，耳鸣心悸好转。用梨汁同人乳、蔗汁、芦根汁、童便、竹沥服之，对食道癌也有一定的疗效。

58. 蜜桃——富含糖铁的佳果

桃，果味甘美，含有丰富的营养。桃除了食用以外，全身都可以入药。桃肉具有益血气、生津液的作用。桃仁，有除瘀血、润燥滑肠、镇咳之功，可治疗瘀血停滞、闭经腹痛、高血压和便秘等（桃仁有毒，不能生食）。碧桃干（未成熟的干果），有敛汗、止血之效，可治阴虚盗汗、咳血。桃木胶，可用于治疗结石、乳糜尿。桃花，有消肿、利尿、下泻的作用，可用于治疗浮肿腹水、脚气足肿、大便干结、小便不利等症。桃叶有杀虫之功，用桃叶煎水洗涤，可治阴道滴虫。

59. 枣——补气安躯的良品

枣，是补气健身的良品，有"活维生素丸"之称。除了以其丰富的营养健身安躯、补五脏、治虚损、轻身延年外，还有重要的医疗作用。因它含有大量维生素 C，对于抗癌、防癌有重要作用。维生素 P 能健全人体的毛细血管，因此，吃枣对医疗高血压及心血管疾病大有好处。用大枣去皮煮汤饮，可以健脾开胃。

60. 香蕉——润肺滑肠的智慧果

香蕉，含有很可观的营养价值。其味甘性寒，润肠通便，清热解毒，有很高的医疗价值。我国古代人就是用香蕉来治疗黄疸病、头痛、麻疹的。对治疗脂肪痢和中毒性消化不良较适合。临床发现，糖尿病人摄入香蕉中的糖类后，可使尿糖相对降低。由于香蕉含矿物质较多，对水盐代谢症的恢复也有利。香蕉的果实有润肺、滑肠、解酒毒和丹石热及降压等作用。它还对治疗高血压、动脉硬化、冠心病，也大为有益。

另外，根据现在的研究资料，香蕉还能治愈腹泻、某些肠胃病，并可治一般消化性溃疡病。

61. 橘子（桔子）——补阳益气的良果

一般而言，橘子和桔子，是两种地域性的称呼。中国北方，人们习惯称橘子，而在南方则称桔子。若仔细观察，还是有区别的。橘子外观略扁，果实较大，果皮为红黄色，果肉味多汁，味道以甜为主。这种橘子，也俗称桔子。而真正的桔子，种类很多，像金桔、甜桔及酸桔等。果实一般较小，也是扁圆形的，果皮颜色不太黄，且果皮较薄，有些宽松，较容易剥下来。其味道酸甜不一，多以酸性口感为主。

桔子性温，味甘，营养丰富，全身是宝。对于补阳益气，调节人体新陈代谢等生理机能大有好处，是男女老幼皆可食用的上乘果品。尤其对老年人及心血管病患者更为有益。桔皮中含有挥发油，可刺激消化道，增加胃液分泌，促进胃肠蠕动，有健胃、祛风、化痰之效。它含有黄酮甙，可扩张冠状动脉、增加冠状动脉血流量。还有消炎、抗溃疡、抑菌及利胆等作用。将桔皮在白酒中泡 20 天以上饮用，不仅酒味醇厚爽口，而且能清肺化痰。

62. 山楂——消食降压的山里红

山楂能促进消化液分泌，增进食欲，帮助消化，还有多种医疗功能。如消积食、破瘀血、止泻痢、解毒化痰、散结消胀、治疗小儿疝气及妇女产后血漏不尽。现代药理研究还表明：山楂中含有的三萜类和黄酮类成分，具有加强和调节心肌、增大心室心房运动振幅和冠心血流量、防止由于电解质不均衡而引起心律紊乱、降低血清胆固醇、降低血压、利尿、镇静等作用。在黄酮类药物成分中，还有一种具有抗癌作用的壮荆素化合物，对防治癌症很有裨益。它还含有槲皮黄甙、金丝桃甙等，有扩张血管、促进气管排痰平喘之功。

63. 苹果——养血护心的记忆果

苹果营养丰富，含有多种维生素，还含有钾、锌及柚皮素等物质，是高血压和肾炎水肿患者的"健康之友"，对增强记忆力有特殊作用。苹果含有的果胶，能防止胆固醇增高，减少血糖含量，对医治糖尿病有益。幼儿吃苹果，可补充钙磷，预防佝偻病。吃苹果能增加血素，对贫血患者有一定疗效。苹果还有美白润肤、减脂瘦身、安神催眠、清洁口腔、增强消化、消除疲劳等功效。

64. 葡萄——延年益寿的小水果

葡萄含有 10 多种人体所需的氨基酸。因此，常食葡萄对神经衰弱和过度疲劳均有补益，尤其是葡萄制干后，糖和铁的含量相对增加，是儿童妇女和体弱贫血者的滋补佳品。

葡萄具有良好的医疗作用。《神农本草经》载："葡萄味甘平，主筋骨湿痹，久食延年。""益气，倍力强志，令人肥健，耐饥，忍风寒。久食，轻身不老延年。"

65. 莲藕——全身是宝的菜中上品

莲藕含多种维生素，营养价值极高。藕粉，是老幼妇弱及病患者的良好补品。与炖猪肺同食，可治疗便血。荷叶烙干，为末，以米汤调服，可治咯血吐血。鲜荷叶煎水服，可治中暑。莲子与糯米煮粥食，可治习惯性流产。莲子心25克，水煎代茶饮，可治高血压。

66. 橙子——清痰开胃的金球

橙子，鲜食具有消痰降气、和中开胃、宽膈健脾、醒酒解渴等功效。因它含有维生素 C 和 P，故有增强毛细血管韧性的作用。

橙子的食疗作用主要有：将酸橙洗去酸汁，切碎，和盐，蜜煎糕贮食，有止恶心、除胃中浮风恶气之功效。

橙皮又名理皮、广柑皮、黄果皮、理陈皮（《滇南本草》），除含果肉成分外，胡萝卜素含量较多，可作健胃剂、芳香调味剂用，所含果胶，能促使通便，使类脂质及胆固醇更快随粪便排出。果皮中的橙皮油，对慢性气管炎有医疗效果。其化痰止咳的效果甚于陈皮。用橙皮、生姜各10克，水煎服，可疗疮疖红肿。

67. 柚子——心脑血管病患者的佳果

柚子，味甘、酸，性寒，入肝、脾、胃经。柚子肉中含有大量维生素 C 和钙，能够预防肠癌和胃癌。新鲜的柚子肉中，含有类似胰岛素的成分，能够有效降低血糖含量，进而可以预防糖尿病。柚子对高血压有一定疗效，能够降低血液中的胆固醇含量及血液黏稠度，减少血栓形成。是心脑血管病患

者最佳食疗水果。柚子富含天然叶酸，对于孕妇十分有益，具有促进胎儿发育和预防贫血的功效。（《蔬菜养生治百病》）

68. 核桃——强身滋补的干果

核桃仁，具有丰富的营养，对人有强肾补脑、健体长寿之功。宋代《开宝本草》上说，常食核桃仁，能"令人肥健、润肌、黑须发"。核桃的脂肪主要成分，是亚油酸甘油酯，含少量亚麻酸及油酸甘油脂，常食不但不会升高胆固醇，还能减少肠道对胆固醇的吸收，很适合动脉硬化、高血压、冠心病者食用。

核桃仁有很高的医疗效果。它具有补气养血、润燥化痰、温肺润肠、散肿消毒的功能。不但在临床上应用于治疗肺肾两虚、久咳痰喘，治疗阳痿遗精、小便频数，或妇女痛经、血崩、乳汁不通，治疗神经衰弱、失眠多梦，以及治疗便秘、痛肿、头疮等病症。

69. 栗子——益气厚胃的千果王

栗子具有很高的营养价值。它被列为药用的上品。它能益气、厚胃、补肾、活血。每天早晚，各吃生栗1~2枚，细嚼慢咽，久之可治老年肾亏、小便频数。栗子炒热，适量常食，可治口角炎、舌炎、唇炎、阴囊炎等核黄素缺乏症。栗子磨粉煮粥，加糖喂服，可治幼儿腹泻。生栗捣泥，日食数枚，可治小儿脚软无力。

70. 樱桃——治虚补元的春果

樱桃的医疗价值颇高。《千金方》说，樱桃"调中，益气……令人好颜色，美志性。"《滇南本草》也说，樱桃"治一切虚证，能大补元气，滋润皮肤"。樱桃还能治汗斑、烧伤烫伤，有止疼和防止起泡的作用。樱桃核也可入药，它有发汗、透疹的功效。

71. 猕猴桃——水果金矿

猕猴桃具有极高的营养价值。研究表明，其鲜果及其果汁制品，不但能补充人体营养，而且能防止致癌物质的亚硝胺在人体内生成。可降低血胆固醇及甘油三酯水平，对高血压、心血管疾病、麻风病有明显的疗效。它还对治疗坏血病、过敏性紫癜、感冒及脾脏肿大、骨节风痛、热毒、咽喉痛等有很好的作用。曾被推崇为"世界水果之王"，并有"水果金矿"的美誉。

72. 龙眼——滋补的神品

龙眼具有开胃益脾、养血安神、壮阳益气、补虚长智的功用。除用于老弱滋补外，可治疗五脏邪气、安志厌食，除虫毒，去三虫，可治疗妇女产后浮肿、气虚水肿、脾虚泄泻。以及治疗思虑过度、劳伤心脾、健忘怔忡、自汗惊悸等症。无病者食之，则可以补胃助神，"强魂聪明，轻身不老。"（《神农本草》）

73. 荔枝——开胃益脾的果中王

荔枝，素有"人间仙果""佛果""果中之王"之称。它含有丰富的营养物质，是重要的滋补果品。据测定，荔枝果肉中含葡萄糖高达66%，还含有果糖、蔗糖及丰富的维生素 C、B、A 原以及柠檬酸、叶酸、苹果酸和多量游离氨基酸等。它有多种医疗作用。常食荔枝，不但能补脑健身，治疗瘰疬疔肿、开胃益脾，能补元气，特别适合产妇老弱病者食用，而且它对于贫血、心悸、失眠、口渴、气喘等症，均有良好的疗效。故而，荔枝在历代被列为朝廷贡品。按：荔枝虽好，但不宜多吃。中医认为，多吃导致发热上火。现代医学认为，多吃会造成体内糖代谢紊乱。

74. 菠萝——祛湿利尿的名果

菠萝有丰富的营养，有祛湿、利尿的功能。鲜食菠萝或榨汁饮服，用来治疗伤暑和夏日痧气，可收立竿见影之效。还可通过食用菠萝或饮取其果汁，治疗气管炎以及通经。从尚未成熟的果实中榨取的果汁，还有驱虫的功效。常食菠萝，对治疗低血压眩晕、手足软弱无力等，也有一定疗效。

75. 松子——预防心血管病的山果

《随息居饮食谱》赞誉它："补气充饥，养液熄风，耐饥温胃，通畅辟浊，下气香身，当益老人，果中仙品。"常食可滋补强身、延年益寿。《开宝本草》说，松子主治"骨节风，头眩，去死肌，变白，散风气，调五脏，不饥"。李时珍则说，松子可"润肺，治燥结咳嗽"。

76. 香菇——植物皇后

香菇含有大量的对人体有益的营养物质，历来被作为延年益寿的补品。它具有降低血脂，加强肌体抗癌的作用。它含有多种化学成分，具有调节人体新陈代谢、帮助消化、降低血压、减少胆固醇、预防肝硬化、消除胆结石、防治佝偻病等功效，被国内外誉为"植物皇后"。

77. 黑木耳——含铁之冠的素中荤

黑木耳具有较高的营养价值。它除含有蛋白质、脂肪、糖类外，还含有钙、磷、铁等矿物质和胡萝卜素、硫胺素、核黄素、烟酸等多种维生素以及磷脂、植物固醇等。其中，尤以铁的含量特别丰富，为各种食品含铁之冠。另外，它还含有一种植物胶质。这是一种对人体特别有益的天然滋补剂。

黑木耳，性味甘平，具有益气不饥、润肺补脑、轻身强志、和血养荣的功能。主治崩中漏下、痔疮出血、高血压、血管硬化、便秘等症。科学家实验证明，它有减低血液凝块的作用，因而对于冠心病和脑、心血管病患者颇为有益。

78. 银耳——菌中明珠

银耳，又称白木耳。由于它含有多种氨基酸和酸性异多糖等化合物，不但营养高，而且有一定的药用价值，历来与人参、鹿茸同俱声誉，被人们称为"山珍""菌中明珠"。

银耳营养丰富，是传统的营养佳品，且药用价值久负盛名。历代医家认为，银耳有"强精、补肾、润肺、生津、止咳嗽、降火（清热）、润肠、养胃、补气、和血、强心、壮身、补脑、提神"之功。它作为一种珍贵的滋补性食品和补药，不但适于一切老弱妇孺、病后体虚者，而且对于高血压、血管硬化等患者，尤为适宜。

79. 猪肉——大众化的主要荤食

猪肉是人们食物中消费量最大的一类肉食。味甘，性微寒，为清凉性强壮滋养品，具有补中益气、丰肌体、生津液、润肠等功能。食疗，可用于防治咳嗽烦满、小儿疮疖脓肿、黄疸、痔疮、赤白带下，以及防治脚气病、多发性神经炎等维生素 B_1 缺乏症。

猪肉皮，是一种高蛋白资源，切不可把它与肥肉等量齐观。猪肉皮的蛋白质，主要由角蛋白、白蛋白、球蛋白、弹性蛋白和胶原蛋白等组成。胶原蛋白对人体的皮肤、筋、软骨、骨骼及结缔组织都具有重要作用，对延缓机体衰老和促进儿童生长发育有特殊意义。

80. 牛肉——优良的高蛋白食品

牛肉，是饮食中仅次于猪肉的另一种主要荤食品。它含脂肪量较低，含蛋白质较高，营养成分易于被人体消化吸收。牛肉味甘，性温，有安中益气、补脾胃、壮腰脚、止消渴及止唾涎之功能。向来视为食疗佳品。可补诸虚百损，对脾胃虚弱、食欲欠佳、津液不足有治疗作用。

81. 羊肉——性味甘热的补阳佳品

羊肉含有丰富的营养。其性热，味甘，是适合冬季食用和用作补阳的佳品。它除了煮熟饮汤、吃肉、可治疗男子五劳七伤及肾虚阳痿外，还具有暖中祛寒、温补气血、开胃健力、通乳治带等功效。例如，以羊肉为主料烧制的"大羊肉汤"，专门治疗妇女产后大虚、心腹绞痛厥逆。"当归生姜羊肉汤"，主治产后血虚、腹痛、寒疝、干血痨等症。用羊肉和其他原料相配，还可治疗反胃、疟疾、脾虚吐食、身面浮肿、阴虚遗尿等病症。

82. 鸡肉——味美益高的羽族之首

鸡肉味甘，性微温，具有温中益气、滋养五脏、补精添髓、固胎利产等广泛的医疗功能。凡有畏寒症状的人，都可食用鸡肉。特别是虚劳过度、腹泻下痢、产后乳少、病后虚弱者，食用鸡肉不但可以改善症状，而且可以滋补身体，有利恢复健康。更值得一提的是：乌鸡肉不但肉味鲜美，而且历来被视为妇科圣药。对治疗虚劳、消渴、滑泄、下痢、崩中、带下以及妇女不育症、月经不调、产后虚损等，均有良效。按：患感冒的人应该禁食。因为食性温热而加重病情，或使病程延长。

83. 狗肉——温肾壮阳的香肉

狗肉有着重要的医疗价值。《本草纲目》上写道，常吃狗肉，有"安五脏、轻身益气、宜肾补胃、暖腰膝、壮气力、补五劳七伤、补血脉"等功用。按：患热性病、感冒发烧的病人，不宜食。

84. 兔肉——世界公认的保健肉

兔肉，含有丰富的蛋白质，具有很高的营养价值。是中老年人及心血管、肥胖病患者理想的动物食品。因为，兔肉的胆固醇含量少，而卵磷脂却含量较多，具有较强的抑制血小板黏聚的作用，可阻止血栓形成，保护血管壁，从而起到预防动脉硬化的作用。它还有止渴健脾、解热毒、利大便的功能。

85. 鸽肉——质嫩味美的高级补品

　　鸽肉是高蛋白、低脂肪的优质肉食，是高级营养补品。民间流传有"鸽胜九鸡"之说。鸽肉具有较高的药用价值。中成药"乌鸡白凤丸"中的"白凤"，就是指的鸽子。鸽子的药用价值，主要有如下几个方面：其一，鸽是甜血动物。贫血的人食用鸽肉都能促进恢复健康。其二，鸽肉中含有丰富的维生素 B-泛酸，对毛发脱落、中年秃顶、头发变白、未老先衰等多种病症，均有很好的疗效。其三，鸽肉中含量有丰富的血红蛋白、多维生素和微量元素，有延缓细胞代谢的特殊物质，对于防止细胞衰老、延长青春有很大作用。其四，鸽肉中的蛋白质，可促进血液循环，改变妇女子宫或膀胱倾斜，防止孕妇流产、早产。能防止男子精子活力减退和睾丸萎缩。其五，鸽的肝脏贮有最佳的胆素，可帮助人体很好地利用胆固醇，防止动脉硬化，并能治疗高血压病。其六，由于泛酸的作用，可治男性阴囊湿疹、瘙痒等症。其七，常食鸽肉，能治神经衰弱、记忆力减退，消除眼眉骨和后脑两侧疼痛。其八，鸽肉煲绿豆或土茯苓，可以治疗小儿生疮癞，消除热痱、过敏性风疹。

86. 鹌鹑——动物人参

　　鹌鹑肉是典型的高蛋白、低脂肪、低胆固醇食物。特别适合中老年人以及高血压、肥胖症者食用。中医学认为，鹌鹑肉可以补益五脏，强筋壮骨，止泄痢，消疳积，养肝清肺。将鹌鹑一只，去毛及内脏，将天麻 15 克填其肚内，煮

汤，可治气血两虚及产后血虚、头昏乏力、贫血。将鹌鹑肉
与小豆、生姜共煮，食之，可治泄痢及小儿疳积。鹌鹑蛋有
许多医疗作用，因其含有维生素 P 等成分，常食之，有防治
高血压及动脉硬化之功效。用鹌鹑蛋与韭菜共炒，油盐调
味，可治肾虚腰痛、阳痿。用沸水和冰糖适量，冲鹌鹑蛋花
食用，可治肺结核或肺虚久咳。

87. 虾——补肾壮阳的良品

虾，具有营养丰富的特点。海虾味甘咸，性湿。河虾味
甘，性温，皆有补肾壮阳的功效。以活对虾若干，酒浸至
死，炒熟常食用，或以河虾与冬虫夏草、九香虫用水煎服，
均可治疗阳痿。虾壳还可用于治疗神经衰弱、乳痈溃烂等。
经常食用，还可预防癌症的发生。食用虾皮，可防止缺钙症
发生。

88. 甲鱼——大补之物

甲鱼历来被视为滋补佳品，有滋阴、清热、散结、凉
血、益肾、壮阳、健胃的功效。对早期癌症病人，有辅助治
疗作用。

89. 鱼——味美质优的动物性食品

鱼肉营养丰富。对人类来说，它是一种比家禽、家畜肉
类，都要优越的动物性食品。这是因为：其一，它含有丰富
而优良的蛋白质，含量约占 15%～20%。500 克大黄鱼所含
的蛋白质，约等于 650 克猪肉或 600 克鸡蛋中的含量。其
二，它含有较少的脂肪。其三，它含有极丰富的维生素 A、

D。其四，它还含有较多的钙、磷、钾等无机盐（约占鱼体总重的 1%～2%）。因它含钙、磷、钾等矿物质较多，将鱼烹调成酥鱼或糖醋鱼，可解钙、磷缺乏之忧。

90. 鳜鱼——鱼中上品，春令时鲜

鳜鱼有较好的医疗保健作用。《本草纲目》记载："鳜鱼肉，味甘平、无毒，可补虚劳，健脾胃，益气力。"《随息居饮食谱》也说，鳜鱼"益脾胃，养血，补虚劳，杀劳虫，消恶水，运饮食肥健人。"

91. 泥鳅——消肿保肝的营养品

泥鳅，营养价值极高。它有暖中益气、解毒收痔之功。同时，它也是消肿保肝的佳品。泥鳅和大蒜用猛火煮熟，可治疗营养不良性水肿。泥鳅用油煎至焦黄，加水煮汤可治疗小儿盗汗。泥鳅炖豆腐，可治黄疸湿热、小便不利。活泥鳅放清水中，滴几滴植物油，每日换清水，使泥鳅排出肠内污物，然后取出烘干研末，每服 10 克，每日 3 次，饭后温开水送服，可治疗急慢性肝炎，并有除黄疸、保肝、缩肝脾之功效。泥鳅煮沸食之，或泥鳅与虾共煮汤服食，可治疗阳痿。

另外，泥鳅滑涎，具有很强的抗菌消炎作用。泥鳅粉，对肝功能的恢复，较之一般保肝药物，其功效亦较快。

92. 田螺——富含钙质的美食

田螺所以被称为美食，不仅味美可口，而且在于其含有丰富的营养。据分析，其蛋白质含量比牛肉还略胜一筹，含

有人体必需的 8 种氨基酸；其脂肪含量仅有 1.2~1.5%，远远低于瘦猪肉及牛肉。其所含钙质之丰富，则更为牛、羊、猪肉望尘莫及。

田螺肉，味甘性寒，有清热利尿的功能。其壳味甘性平，具有和胃、止泻、止血、化痰的功能。田螺历来被作为药用。李时珍说：田螺"利湿热，治黄疸；捣烂贴脐，引热下行，止噤口痢，下水气淋闭；取水，搽痔疮狐臭；烧研，治瘰病癣疮。"

93. 鸡蛋——人类理想的营养库

鸡蛋含有丰富的营养，营养学家称它为"完全蛋白质模式"。并含有丰富的除维生素 C 以外的几乎所有的其他维生素和矿物质。鸡蛋的蛋白质，主要为卵白蛋白和卵球蛋白，包括有人体所必需的八种氨基酸，与人体蛋白质的组成极为相近。人体对鸡蛋蛋白质的吸收率高达 98%，生理价值高达 94%，是所有食物蛋白质中生理价值最高的。鸡蛋所含的脂肪主要集中在蛋黄里，也极易被人体消化吸收，其中除甘油三酯外，还含有多量卵磷脂、固醇类和蛋黄素。磷脂对增进人的神经系统功能大有裨益。

近年科学家研究证明，鸡蛋虽有较多的胆固醇，但同时也含有丰富的卵磷脂。卵磷脂进入血液后，会使胆固醇和脂肪的颗粒变小，并使之保持悬浮状态，从而阻止胆固醇和脂肪在血管壁沉积。同时，鸡蛋中的胆固醇量，也远远不足以影响到一个人的血液胆固醇浓度。科学家们认为，胆固醇值正常的老年人，每天吃两个鸡蛋，其 100 毫升血液内的胆固醇最多增加 2 毫克。这个微乎其微的量，不可能造成动脉粥样硬化。因此，担心胆固醇增高而忌食鸡蛋，舍弃了最理想的营养食品，是十分可惜的。

此外，鸡蛋不只营养丰富，它性平味甘，具有镇心、益气、安五脏、止惊、安胎之功，也是治病防病的良药。

94. 蜂蜜——健康长寿的百花之精

蜂蜜，不仅是老幼病弱者补充营养、强壮身体的佳品，而且有着十分广泛的医疗作用。据《神农本草经》称，它能"安五脏……益气补中，止痛解毒，除百病，和百药，久服强志轻身，延年益寿。"《本草纲目》也说它"入药之功有五：清热也，补中也，解毒也，润燥也，止痛也。"特别是工蜂咽腺分泌的白色乳状物（蜂乳）与蜂蜜配制成蜂王浆，营养价值更高。

蜂蜜虽是营养佳品，但有些人却不宜食用，由于蜂蜜"性寒滑，能作泻"，故而，"大肠气虚，完谷不化者不宜用，呕家酒家不宜用，中满蛊胀不宜用，湿热脚气不宜用。"

95. 豆浆——价廉物美的营养饮料

豆浆，除含钙量比豆腐略低外，其他营养素的含量与豆腐不差上下。与牛奶相比，蛋白质含量比牛奶略高，含铁量为牛奶的 25 倍之多，其他营养成分比牛奶略少。因此，它是一种价廉物美的滋补饮料。豆浆还有它的独特之处：一是蛋白质利用率高，可以达到 80% 以上。二是豆浆中所含的大豆皂苷，具有抗癌作用，能抑制体内脂肪发生过氧化现象，防止动脉硬化，延缓衰老。三是它味甘性平，具有补虚、清火、化痰、通淋的医疗功能。

96. 醋——提味灭菌的调料

醋具有很高的食用价值，而且在防病治病中也有重要作用。可降低血压，软化血管，减少胆固醇的积累。它是防治心血管病的良药。服醋，可以治疗胆道蛔虫症。若再配合使用一些保肝药，可治疗急性黄疸肝炎。生活中，如果误食了碱性毒物而中毒，及时大量饮醋，可以起到急救作用。

97. 牛奶——优良的营养保健食品

首先，牛奶含有丰富而全面的营养成分。它含有 8 种人体必需的氨基酸，特别是植物蛋白质中所缺乏的蛋氨酸和赖氨酸极为丰富。牛奶含有多种维生素和矿物质，是良好的钙源。食用牛奶，基本上能满足人体（尤其是婴幼儿）对各种营养的需要。

其次，牛奶有着优良的医疗保健功能。牛奶中有一种能抑制肝脏合成胆固醇的物质，有降低体内胆固醇的作用，对消化道溃疡还有良好的治疗效果。还能中和胃酸，降低胃癌的发病率。以牛奶加配韭菜汁、姜汁、大枣、蜂蜜等，还可治疗产后虚弱、下虚消毒、反胃噎膈、大便燥结、体虚、气血不足、阴虚便秘等症。

98. 酸牛奶——长生不老的饮料

酸牛奶是在普通牛奶中，人工加入一定的纯净的发酵菌—乳酸菌，并添加白糖，让其发酵产酸，从而使牛奶成为一种有特殊醇酸风味的新型食品。

经研究证明，酸牛奶具有长寿和保健作用。主要是：其一，在营养成分上比普通牛奶丰富，而且蛋白质变得更加容易消化，脂肪结构变得更易于被人体吸收，钙、磷、铁的利用率也大为提高。其二，酸牛奶中的乳酸菌产生乳酸等有机酸。这些有机酸的存在降低了酸碱度，从而可以有效地抑制肠道内的伤寒杆菌、痢疾杆菌和葡萄球菌等病菌的繁殖。其三，酸牛奶中的乳酸可以增进食欲，促进胃液分泌，增强肠胃消化功能，促进胃肠蠕动，因而可治愈老年习惯性便秘、婴幼儿消化不良性腹泻等病症。其四，酸牛奶还可以维持肠道菌丛的平衡，使肠道内有益细菌增加，且对腐败细菌有抑制作用，防止腐败菌分解蛋白质产生毒物堆积，从而对预防某些癌症、抑制肿瘤生长具有重要意义。尤其对老年人来说，更堪为长寿保健食品。

99. 豆豉——美味绝胜的调料

豆豉除作调味和食用外，医疗功用也很多。试验证明，经常食用豆豉有十大好处：助消化、除疾病、减慢老化、增强脑力、提高肝脏解毒功能、防治高血压、消除疲劳、预防癌症、减轻醉酒、解除病痛等。

100. 薏苡仁——滋补又抗癌

薏苡仁营养丰富，对于病中和病后的虚弱体质者大有补益。它具有抗肿瘤、增强肾功能、利尿、消浮肿、预防脚气、美容等功效。

（三）饮食滋补

野鹤按：食物对人体补养作用毋庸置疑。但是，不同的食物，不同的性质（如寒、热不同，形、色、味不同），其补养的作用不一样。对此，古代中医提出了以形补形、五色入五脏、因味施补。要求每个人应根据身体需要进行调摄，做到有针对性地进补。这样才会收到好的进补效果。

1.　五味之补

人可以通过食物的阴阳来调理身体的阴阳。健康长寿的人，总会根据自己身体的阴阳状况来选择食物：身体偏寒了，就会吃一些属阳的食物；身体偏热了，就会吃一些属阴的食物。所以，健康长寿的人，从来不偏食。

中医学认为，五味各有功能。如果对于食物的五味功能有所了解，显然对于身体的调养，是大有益处的。

（1）辛味：辛味能宣散，行气，通血脉，适宜有外感表证或风寒湿邪者服食。辛味可促进肠胃蠕动，增强消化液分泌，增强淀粉酶的活性，促进血液循环和新陈代谢，并有祛散风寒、疏通经络的功能。

（2）甘味：甘味有补益强壮的作用，凡气虚、血虚、阴虚、阳虚以及五脏虚羸者，适宜多吃味甘之品。要特别注意的是，糖尿病人应当忌吃甜物。

（3）酸味：酸味有收敛、固涩作用，适宜久泄、久痢、久咳、久喘、多汗、虚汗、尿频、遗精、滑精等遗泄患者食用。酸味还能增进食欲、健脾开胃、增强肝脏功能，提高钙、磷的吸收率。

（4）苦味：苦味能清泄、燥湿，适宜热证、湿证病人服食。苦味还能清热、明目、解毒、泻火，适宜热病烦渴、中暑、目赤、疮疡疖肿者服食。

（5）咸味：咸味能软坚、散结，也能润下，凡结核、痞块、便秘者宜食之。

肝病忌辛味，肺病忌苦味，心肾病忌咸味，脾病、胃病忌甘味、酸味。

2. 形色之补

食物，不同的烹饪方法，可以改变其形与色。因而它的作用，也会随之改变。比如，腰豆形状像肾，入肾走下焦，所以在烹饪时一般需要多煮，久煮。凡是有辛味的，如辣椒、葱、蒜，都入肺，走上焦，所以，要后放下，少煮一会儿。山药入脾，但不宜久煮。水果在完全没有成熟的时候是青的，有生发作用，能入肝，但多食则伤肝。一旦成熟了，变红了，则入心了，有养心之能，但吃多了也损心气。有的蔬菜本来是青的，但久煮就成黄色的了，可见其性质发生了改变，从入肝改为入脾了。有的食物是白色的，但经过烧烤或炒熟，变成了黄色，甚至黑色，这时，其对脏腑的影响也发生了变化。

做菜讲究色香味，色和味直接对应我们的五脏，养我们的身体。青色和酸，属于肝；红色和苦，属于心；黄色和甜，属于脾；白色和辣（辛），属于肺；黑色和咸，属于肾。再加上动物以形补形的原则——吃心补心，吃肝补肝（按：

中医有"以脏补脏"之说)。掌握这些原则,我们就能在厨房里,有规律地滋补自己的身体了。

3. 常见的四类滋补食物

(1)补气类食物:大米、小米、黄米、糯米、大麦、小麦、莜麦、黄豆、白扁豆、豌豆、土豆、白薯、山药、胡萝卜、香菇、鸡肉、牛肉、兔肉、青鱼、鳞鱼等。

(2)补血类食物:胡萝卜、龙眼肉、荔枝肉、桑椹、血豆腐、动物肝脏、动物肉类、海参、平鱼等。

(3)补阳类食物:韭菜、刀豆、核桃仁、羊肉、狗肉、动物肾脏、鸽蛋、海虾、淡菜等。

(4)滋阴类食物:白菜、梨、葡萄、桑椹、枸杞子、黑芝麻、银耳、黑木耳、百合、甲鱼、龟肉、乌贼、鳝鱼、牛奶、猪肉等。

一谷补一脏:大豆重养肾,大米重润肺,小米重养脾,小麦重养心,高粱重养肝。

(四)饮食宜忌

野鹤按:饮食摄养的重要性,前面已经有所叙述。这里要着重强调的是饮食的宜忌。不知饮食的宜忌,不仅不能养生,还会害生。首先,要根据四时变化调整饮食。按照"春夏养阳,秋冬养阴"的养生原则,"以四时之食,各有所宜也"顺时而养。其二,要根据饮食滋养功能有选择地进补。对饮食要审其味、酌其量、观其形、察其色而定其取舍。总之，饮食要合理搭配，要有所节制，知其禁忌。

1. 饮食宜忌之箴言

唐代名医孙思邈说："不知食宜者，不足以生存。""食疗不愈，然后命药。""春少酸增甘，夏少苦增辛，秋少辛增酸，冬少咸增苦，四季少甘增咸，内则意在乘旺。"

《太平圣惠方·食治养老诸方》曰："夫安身之本，必资于食，救病之道，惟凭于药；不知食宜者，不足以全生；不明药性者，不能以除病。故食能排邪而安脏腑，怡神养性，以资血气，故为人子者，不可不知此道也。"

《抱朴子》曰："酸多伤脾，苦多伤肺，辛多伤肝，咸多伤心，甘多伤肾。"注：酸苦辛咸甘，木火金水土之所属。此五味克五脏，乃五行自然之理也。

"热食伤骨，冷食伤肺，热毋灼唇，冷毋冰齿。冷热并陈，宜先食热，后食冷。"

"食欲数而少，不欲顿而多。"

《卫生录》曰："春不食肝，夏不食心，秋不食肺，冬不食肾，四季不食脾，当旺之时，不可犯以物之死气。"

《玉枢微旨》曰："春不食肺，夏不食肾，秋不食心，冬不食脾，四季不食肝。"注：《卫生录》所讲，不食其所属，犹犯死气。《玉枢微旨》所讲，不食其所克，所克必伤。

《遵生八笺》云："春宜食辛，夏宜食酸，秋宜食苦，冬宜食咸。此皆助五脏，益气血，辟诸病。"

《洞微经》曰："太饥伤脾，太饱伤气。"

《千金要方》曰："不欲极饥而食，食不过饱；不欲极渴而饮，饮不可过多。"注曰：食之过饱，则损气而脾劳。

饮之过多，则损血而胃胀。早饭宜早，午饭宜饱，晚饭宜少。食后不可便怒，怒后不可便食。此调和之大旨也。

大渴勿大饮，大饥勿大食。

《中华养生宝典》认为：午前为生气，午后为死气。释氏有过午不食之说，避死气也。《黄帝内经》曰：日中而阳气隆，日西而阳气虚，故早饭可饱，午饭即宜少食，至晚更必空虚。

清乾隆曰："食勿言，寝勿语，饮勿醉，色勿迷。"

清人曹庭栋认为，老人以粥调治颐养，可以长寿。他说："老年有竟日食粥，不计顿，饥即食，亦能体强健，享大寿。"

《中华养生宝典》载："陶性情，和血脉，莫妙于酒。然而引风败肾，烂肠腐胃，易莫过于酒。"

"淡食最补人，五味各有所伤。咸多则伤心，酸多则伤脾，苦多则伤肺，辛多则伤肝，甘多则伤肾。此五味中而咸味又能凝血滞气，伤人更甚。"

"凡以饮食，无论四时，常欲温暖，夏月伏阴在内，暖食尤宜。"

"善养生者，养内；不善养生者，养外。养内者，恬淡脏腑，调顺血气，使一身之流行冲和，百病不作；养外者，恣口腹之欲，极滋味之美，虽机体充腴以容色悦泽，而酷烈之气内蚀脏腑，精神虚矣，安能保合太和以延命。"

《管子》曰："饮食有节，则身利而寿命益；饮食不节，则形累而寿命损。"

《吕氏春秋》曰："肥肉厚酒，务以自强，命之曰烂肠之食。"

《韩非子》曰："厚酒肥肉，甘口而疾形。"

《千金翼方·养老食疗》载："每食必忌于杂，杂则五味相扰，食之不已，为人作患。"

饮食，宜清淡多样，宜少食多餐。宜细嚼慢咽，宜专致愉悦，宜漱口散步；忌油腻厚味，忌暴饮暴食，忌过饱过偏，忌忧愁恼怒，忌饱食即卧。

一日三餐，各有不同，不可暴食；食宜，不可分心；进食宜乐，恬愉为务；食后摩腹。

2. 饮食防癌"十要"

一要：少吃脂肪、肉类和使身体过于肥胖的食物。体重超过正常标准的人，有近半数易患癌症。

二要：不能吃霉变的花生米、黄豆、玉米、油脂等粮油食物。

三要：多吃新鲜的绿叶蔬菜、水果、菇类等，以增加体内维生素，抑制癌细胞的繁殖。

四要：多吃含维生素 A 和 B 的食物，如肝、蛋、奶等以及胡萝卜，可减少肺癌的发生。

五要：多吃含粗纤维食物，如胡萝卜、芹菜、莴苣等蔬菜，可减少直肠癌的发生。

六要：少吃盐腌制品、亚硝酸盐处理过的肉类、熏制食物及泡菜等，可减少胃癌的发生。

七要：少喝含酒精的饮料，以防喉癌、食道癌。

八要：适当控制热量的摄入，可明显降低直肠癌的发病率。

九要：合理进补，能提高人体免疫功能的某些滋补品，如人参、蜂王浆、苡仁米等，有直接抑癌的功效。

十要：少用辛辣调味品，如肉桂、茴香、花椒、肉蔻等。过量食用这些食物，有可能促进癌细胞的增生，从而加速癌症的恶化。

3. 饮食防癌"六字"经

饮食防癌六个字：粗、淡、杂、少、烂、素，也许就能防止"癌从口入"。

（1）烂：除新鲜水果、蔬菜外，其他食物应煮烂，煮熟。

（2）粗：应多吃粗粮、杂粮、粗纤维类食物。

（3）淡：少吃高脂肪、动物蛋白类食品，以天然清淡果蔬为宜，适当控制盐摄入量。

（4）素：应多吃些新鲜蔬菜和水果。

（5）杂：食谱宜杂、广。

（6）少：食物摄入总量及糖、蛋白质、脂肪的摄入量，均应有所节制。

饮食调养方面，要体现"虚则补之，实则泻之""寒者热之，热者寒之"的原则。做到《素问·上古天真论》所说的"其知道者，法于阴阳，和于术数，饮食有节"。在食物配搭和调剂方面，中医也是注重调和阴阳的。力求荤素搭配，全面膳食。食而不偏，量不可过。

（五）饮茶保健

野鹤按：自古以来，饮茶是人们的日常生活习惯。茶是必备的饮品。饮茶也是文化，是一种礼仪，是待客之道。茶，不仅解渴，还可以御病健身。同时，还是怡情养性之妙品。佛家有"禅茶一味"之说（因为茶的日常性，最可以体现禅者的平常心）。普通老百姓饮茶，名人雅士品茶，茶有茶道。总之，饮茶与保健有着密切关系，历来养生家很重视饮茶。但是，饮茶有讲究，不能盲目。不同的茶品，对不同体质的人，在不同的时间饮用，有不同的作用。

1. 茶叶功效

明朝《茶谱》说，茶可止渴、消食、除痰、少睡、利尿、明目、益思、除烦去腻，"人不可一日无茶"。

《神农百草》记载，神农尝百草，日遇七十二毒，得茶而解之。（宋书功《古今名人长寿要妙》）

《随息居饮食谱》载："清心神，醒睡除烦；凉肝胆，涤热消炎；肃肺胃，明目解渴。"

《本草求真》云："凡一切食积不化，头目不清，痰涎不消，二便不利，消渴不止，及一切便血、吐血、血尿火伤目疾等症，服之皆有效。"

现代医学研究证明，茶叶内含有咖啡因、单宁、氨基酸、鞣质、维生素、矿物质等物质，具有止渴消食、祛痰利尿、抗菌解毒、软化血管，及一定的防癌抗癌作用。

茶的六大妙用：饮茶洁齿护牙，饮茶利尿降压，饮茶降脂减肥，饮茶防治冠心病，饮茶防癌、抗癌，饮茶抗衰益寿。

茶叶是著名的世界三大饮料之一，正像咖啡是"西方饮料上帝"一样，它被称为"东方饮料的皇帝"。

茶叶营养丰富，据分析，它含有近400种大多对人体有益的化学成分。饮茶的好处很多，大体说来有以下十大好处：

茶可以提神醒脑。茶有利于防治痢疾。茶有利于降低血压，防止动脉粥样硬化。茶有利于防治糖尿病。茶有利于补充维生素。茶有解酒和去烟毒的功效。茶可以防止放射性损伤。饮茶可以防止龋齿发生。饮茶可补充人体对铜的需要。饮茶还可给人体补充蛋白质及其他一些营养物质。

花茶：常见的菊花茶能抑制多种病菌、增强微血管弹性、减慢心率、降低血压和胆固醇。同时，可疏风清热、平肝明目、利咽止痛消肿。茉莉花茶，则有理气宽中、健脾安神、化湿止痢、和胃止痛的良好效果。桂花茶具有解毒、芳香避秽、除口臭、提神解渴、消炎祛痰、治牙痛、滋润肌肤、促进血液循环的作用。金银花茶能清热解毒、凉血止痢、利尿养肝、抗癌。珠兰花茶，则具有治疗风湿疼痛、精神倦怠、癫痫等作用，对跌打损伤、刀伤出血，也有一定疗效。对于那些前列腺炎、前列腺肥大和肝病患者、少女经期前后和更年期女性等皆宜饮花茶。

绿茶：绿茶属未发酵茶，略带苦寒，"寒可清热"，最能祛火，生津止渴，消食化痰，对口腔和轻度胃溃疡有加速愈合的作用。它营养成分很高，还具有降血脂、防血管硬化等药用价值。绿茶内的茶多酚、咖啡碱、氨基酸等含量较高，有刺激口腔黏膜、促进消化脾分泌的作用。

青茶：青茶又称乌龙茶，属半发酵茶，介于绿红茶之间。常见的乌龙茶名品有福建乌龙、广东乌龙、台湾乌龙，以闽北武夷岩茶、闽南安溪铁观音为著名。乌龙茶其性不寒不热，温热适中，可濡养肌肤、润喉利咽、清热生津、益肺养阴，最宜于金秋保健。乌龙茶注重品味闻香，习惯浓饮。

红茶：传统工夫红茶名品有湖红、宜红、宁红、滇红、闽红、粤红、台红、祁红。以安徽祁门县的祁红最为著名。红茶类在加工过程中经过充分发酵，使茶鞣质氧化，故又称全发酵茶。冲泡红茶，宜用刚煮沸的水冲泡。

红茶含有丰富的蛋白质和糖，可增热暖腹、温中和胃，增强人体抗寒能力，还可助消化、去油腻。

2. 四季饮茶

（1）春饮花茶长精神：春天饮花茶，有诗云："香花调意趣，清茗长精神。"具有理气、开郁、祛秽、和中作用，可以散发积聚在人体内的冬季寒邪，促进人体内阳气生发，令人神清气爽。振奋精神，消除"春困"。

（2）夏饮绿茶好清凉：夏天饮绿茶，因绿茶略带苦寒，给人以清凉之感，最能祛火，生津止渴，消食化痰。还有降血脂、防血管硬化等药用价值。

（3）秋饮青茶可润燥：青茶其性不寒不热，温热适中，可濡养肌肤，润喉利咽。秋季饮之，能消除体内余热，清热生津，益肺养阴，缓解"秋燥"。

（4）冬饮红茶暖心田：红茶味甘性温，含有丰富的蛋白质，冬季饮之，养阳气、助消化、补身体，增强人体的抗寒能力。

古人曾有饮茶歌诀：烫茶伤人，冷茶勿饮；浓茶消瘦，淡茶养人；午茶提神，晚茶难寝。

3. 根据身体需要喝茶

（1）瘦身：普洱茶，又称女儿茶。味苦，性寒。能逐痰下气，清胃生津，可用于消脂去腻，有利消化吸收，具有减肥和防治心血管病的功效。

（2）御寒：发酵的黑茶，其茶叶在微生物作用下，会发生一系列复杂的化学反应，生发一些对人体有益的功能成分，尤其是有助御寒，适合虚寒体质者喝。

（3）防癌、防辐射：绿茶中富含的儿茶素等多酚类化合物，极有益于身体健康，能够预防癌症，改善心血管健康、减肥、抵御电离辐射等。

（4）暖胃、养颜：红茶暖胃、养颜，尤其适合女性饮用。

4. 饮茶之忌

（1）饮茶忌过浓：长期饮浓茶，易致老年骨质疏松。酒后饮茶如火上浇油，饮茶过浓影响睡眠。

（2）饮茶不能过量

喝茶妙处在于品，过量饮茶可影响消化系统功能。大量饮茶，不利于人体水液平衡，增加肾的负担。

饮茶养生，切记"淡茶温饮"四个字。古人所谓"淡温茶清香养人""淡茶温饮保年岁",都是说饮淡茶、温热茶,有利于中老年人身体健康(不要饮冷茶)。

(3)不要空腹饮茶

一者,因茶属凉性,如果空腹饮茶,茶性直入脏腑,冷袭脾胃,容易致病。二者,茶中的咖啡因,能增强胃液分泌,患有活动性消化性溃疡病者,不宜多饮茶。三者,老年体弱者,以少饮茶为佳。经常大量饮茶损耗元气,诱发肠胃病。

国医大师梅国强提醒:"清淡为宜,适量为佳,少量多次,饭后少饮,睡前不饮。"

四、药物补养

大凡谈到养生，人们自然会想到进补。通过进补平衡阴阳，祛病强身，益寿延年。而进补，除食补以外，还有药补。在诸多有补益作用的药物中，因其药性不一样，补益的功能也不一样。因此，我们在进补时，要根据每个人个性化的差异（如阴虚、阳虚、气虚、血虚等），有选择地、合理地、科学地进补。如"寒者热之，热者寒之""补其不足，泻其有余"等。同时，还要根据不同的季节变化进补。如一年四季（中医分五季，即春、夏、长夏、秋、冬）对应人的五脏，各有所属。因此，药补要慎，补之得当，受益则多。补之不当，贻害无穷。

（一）因人施补

药补，既是一种保健方法，也是一种治疗手段，主要适用于出现各种虚弱症状的疾病患者和因身体虚弱而采用食补未能奏效的亚健康人群。药补有很强的针对性和适应症，关键在于因人而异，对症下药。

补常用四法：

1. 补气

适用气虚者。所谓气虚，就是气不够用，表现为动不动就觉得气喘或者气短。平时常感身体疲倦，懒得活动，懒得说话，而面色发白，稍微一动就会出汗，可服用人参、党参、黄芪、山药、白术、茯苓、黄精、大枣、饴糖等。

2. 补血

适用于血虚者。所谓血虚，是指营养人体的物质不足，不能很好发挥营养人体的作用，表现为面色苍白或萎黄，缺少光泽，嘴唇或指甲淡白，经常感到头晕眼花，心悸不安，出现健忘失眠，化验检查血红蛋白偏低，可服用熟地、当归、何首乌、紫河车、阿胶、白芍、桂圆、桑椹等。

3. 补阳

适用于阳虚者。阳虚，是在气虚的基础上，进一步发展出现的一种虚弱症状，表现为经常畏寒怕冷，感到四肢不温，或腰酸体软，小便清长，夜尿频繁，大便溏泄，或发生五更泄，有的男性出现阳痿早泄，遗精遗尿，可服用鹿茸、鹿角胶、仙茅、肉苁蓉、菟丝子、杜仲、冬虫夏草以及附子、肉桂等。

4. 补阴

适用于阴虚者。阴虚，是指营养人体的血液、津液、阴精都不足，是血虚的进一步发展，表现为手脚心发热，心里烦躁，午后潮热，面色潮红，睡眠不安，经常盗汗，口干咽燥，大便干，小便黄，可服用生地或熟地、枸杞子、女贞子、天冬、麦冬、玉竹、百合、龟板胶、鳖甲胶等。

（二）药补告诫

药食同源，药补不如食补。药补主要用于病人，范围有限，而且"是药三分毒"，补药概莫能外，使用时要慎之又慎，谨防发生毒副作用。

药补需辨证施补，药补应在具有执业资格的中医师指导下使用，而且一定要遵从医嘱，切莫自作主张，随意乱补。

（三）药补举要

1. 人参

人参，古人称"百草之王"、神草。《神农本草经》载："味甘微寒。主补五脏，安精神，定魂魄，止惊悸，除邪气，明目，开心益智。久服轻身延年。一名人衔，一名鬼盖。生山谷。"就是说，人参五脏六腑都补，但主要是大补元气的，同时能够生津益气。而且服用人参久了，还能延年益寿。明代著名中医学者龚居中在《四百味歌括》中列为第一条："人参味甘，大补元气，止渴生津，调营养卫。"

人参食用方法有含服、煎服、泡酒等。

服用人参有禁忌：服用人参不能吃萝卜，不能和藜芦一起用，煎人参不能用金属锅，只能用陶瓷锅等。

2. 阿胶

阿胶的作用和功效是滋阴、补血、安胎。阿胶在中药的温补类中，是一味常用药。人们常说"中药有三宝，人参、鹿茸和阿胶"。人参和鹿茸，男性用到的可能更多一些，因为，它们的功效主要是补气壮阳、强筋健骨。女性是靠血来养的，所以，用有补血作用的阿胶更多一些。气血充足，身体健康，容光焕发。

人们在使用阿胶时，应注意几点：第一，痰湿体质的人不宜使用阿胶。什么样的人叫痰湿体质呢？当人体脏腑阴阳失调、气血津液运化失调时，易形成痰湿体质。第二，感受外邪的人也不宜服用，比如感冒了的人，一定要咨询医生能不能服用阿胶。因为感冒了应该先清外邪，然后再滋补。第三，女性在月经期间尽量不宜服用阿胶。因为，阿胶有止血的作用。在月经期间服用阿胶，会使经血不畅，甚至使经血停止，那么，经血就会瘀留体内，自然，这对身体是很不好的。

3. 丹参

丹参又名赤参、紫丹参、红根、紫党参。民间还有把丹参称作"丹心"。丹参具有活血调经、祛瘀止痛、凉血消痈、清心除烦、养血安神的功效。主治月经不调、癥瘕积聚、胸腹刺痛、热痹疼痛、疮疡肿痛、心烦不眠、肝脾肿大、心绞痛等疾病。《神农本草经》把丹参列入上品："味苦，微寒，主心腹邪气，肠鸣幽幽如走水，寒热积聚，破癥除瘕，止烦满，益气。"

丹参是心脑血管病人的福音，治疗失眠、肾炎有很好的功效。

服用丹参禁忌：在使用丹参时，要特别注意，如果一个人有出血的倾向或者出血很严重的时候，就不要用丹参，因为它是活血的药。丹参不能与藜芦一起用。孕妇一定是要慎用或不用。

4. 鹿茸

雄鹿的嫩角，在没有长成硬骨时，带茸毛，含血液，叫作鹿茸。鹿茸与人参齐名，是"三大补品"（人参、鹿茸、阿胶）之一。《神农本草经》把它收录在中品里，而鹿茸熬出的鹿角胶，却被收录在上品里。

《神农本草经》记载鹿茸的功效时说："味甘温，主漏下恶血，寒热惊痫，益气强志，生齿不老。"《本草纲目》记载："生津补髓，养血益阳，强筋健骨。治一切虚损，耳聋、目暗、眩晕、虚痢。"《中药大辞典》载："壮元阳，补气血，益精髓，强筋骨。治虚劳羸瘦，精神倦乏，子宫虚冷等。"

服用鹿茸应注意：鹿茸补阳功能很强，服用本品宜从小量开始，缓缓增加，不应突然用大剂量的鹿茸，以免阳升风动，头晕目赤，或助火动血而致鼻出血。有四种情况不宜服用鹿茸：其一，有"五心烦热"症状的人，即常感觉手心脚心发热的人，属阴虚之人，不能服用鹿茸。其二，小便赤黄，咽喉干燥或干痛，不时感到烦渴而具有内热症状的人。其三，经常流鼻血，或女子月经量多、血色鲜红、舌红脉细，表现是血热的人。其四，正逢伤风感冒，出现头痛鼻塞、发热畏寒、咳嗽多痰等外邪正盛的人。

5. 当归

当归被称为"女科圣药"。当归调血，是治疗女性疾病的要药。《神农本草经》载："当归，味甘温。主咳逆上气，温疟，寒热，妇人漏下绝子，诸恶疮疡金疮。煮饮之。"

在中医药里，用当归的处方很多。其中有个名方叫四物汤，是中医治疗血证的一个祖方。后世很多方子都是从此方演化而来的。四物汤一共四味药：熟地、当归、川芎和白芍。四物汤的主要功效是养血。熟地黄是滋补肾经的，有固本的作用。当归是养血活血的。川芎也是活血的药，它进入血中能行气。白芍可以养血，起收敛的作用。这四味在一起，有补有通，治疗妇科的血证以及治疗普通人血亏的病症效果很好。

但是，当归不可乱用。当归的药性有点燥烈，所以，阴虚的人在使用当归时，一定注意要加上其他药来控制当归燥烈的药性，不然服用会上火。如阴虚患者，就有内热。阴虚的判断症状为口干、舌燥、目干、五心烦热、腰膝酸软等。

6. 山药

山药，古人很早就把它做蔬菜来食用，也被作为药材来使用。

古代山药，被称为薯蓣。在《神农本草经》中被列为上品。载曰："山药味甘温，补虚羸，除寒热邪气。补中，益气力，长肌肉。久服耳聪目明，轻身，不饥，延年。"《本草纲目》概括了山药的五大功用："益肾气，健脾胃，止泻痢，化痰涎，润皮毛。"山药可治疗脾胃虚弱、泄泻、体倦、食少、虚汗等病症。

中医里有个名方，叫六味地黄丸，方中就有山药。用这味药可以同时补肺、补脾、补肾。

按：山药是餐桌上的佳肴，是养生保健的上品。可谓老少皆宜，药食双用。

7. 黄芪

黄芪，又名黄耆。具有补气固表、利水退肿，托毒排脓、生肌等功效。有增强肌体免疫功能、保肝、利尿、抗衰老、抗应激、降压和较广泛的抗菌作用。《神农本草经》把黄芪列为上品，称其"味甘，微温，主痈疽久败疮、排脓止痛、大风、癞疾、五痔、鼠瘘、补虚、小儿百病。"生黄芪有增加卫气能力，具有固表的作用。

黄芪是金元四大家之一朱丹溪名方玉屏散中的主药（益气固表，专治表虚自汗，易患感冒）。黄芪对治疗慢性肾炎、补中焦、补中气、补脾胃之气，有很好的作用。

按：黄芪可补气升阳，益卫固表，利水肿，补益五脏。久服可壮骨强身，治诸气虚。有很好的抗衰老作用。但在使用黄芪时，一定要对症下药，只宜给气虚的人服用。

8. 枸杞

枸杞既是食品，又是药品，服用枸杞，四季皆宜。早在《神农本草经》里，就有记载，并列为上品。谓其主五内邪气、热中、消渴、周脾。久服坚筋骨，轻身不老。《本草经疏》曰："枸杞子，润而滋补，兼能退热，而专于补肾、润肺、生益气，为肝肾真阴不足、劳乏内热补益之要药。老人阴虚者十之七八，故服食为益精明目之上品。"《本草纲目》云："枸杞子粥，补精血，益肾气。"现代医学对枸杞子做了很多药理分析，证明枸杞子有延缓衰老、调节人体免疫能力的作用。而且它还有一个比较重要的作用，就是能够提高人体性腺活力水平。钱伯文《养生指南》谓之，具有抑制脂肪在肝细胞内沉积、防止脂肪肝、促进肝细胞新生的作用。除了枸杞子，枸杞根叶皆是宝。枸杞苗有清热、滋阴的作用。枸杞树根叫地骨皮，也有清热滋阴作用，临床上常用于清骨蒸潮热。

9. 地黄

地黄又叫地髓，意指吸收地气之精髓。因它长在地下的块根，是黄白色的，故得名为地黄。其根部为药，是传统中药之一。最早记载于《神农本草经》。据说，地黄在耕种一年之后，土地就会变苦（贫瘠），要等到八年之后，才能再次耕种，可见地黄的珍贵。

地黄因炮制方法不同，可分为鲜地黄、干地黄与熟地黄。同时，其药性和功效，也有较大的差异。按照《中华本草》功效分类：鲜地黄为清热凉血药，熟地黄则为补益药，对阴虚有很好的治疗效果。

干地黄是地黄的干燥根块，在《神农本草经》中列为上品。其载曰："干地黄味甘寒，主折跌绝筋，伤中，逐血痹，填骨髓，长肌肉。作汤除寒热积聚，除痹，生者尤良。"可见地黄滋阴清热、凉血补血的效果是非常好的。

现在用的地黄，有生地和熟地两种，但不是鲜的。"生者尤良"，指鲜地黄。鲜地黄治病有独特作用，滋阴和凉血两个作用是生地和熟地都有的，而鲜地黄与生、熟地不一样的地方，就是它可以透热，能把人体内的热邪往外清透，有清热的作用。

《神农本草经》中说的干地黄，就是我们现在讲的生地。鲜地黄切成片，晒干了以后就是干地黄。干地黄主要功能是滋阴凉血，但凡有阴虚情况的人，就可以用生地，比如肾阴不足的人。肾阴不足的人，一般会有一些虚热的表现，中医说阴虚生内热，内热就是因为阴虚，虚火往上浮，人就会出现口干舌燥、目干涩、手心热、脚心热、腰酸腿软等症状。

熟地黄软软的，甜甜的。其制作很费功夫，要将鲜地黄九蒸九晒。因为生地黄是凉性的，九蒸九晒后是将生地黄的凉性去掉了，所以，熟地黄就变成温性的了，能够补肾精。

按：以上九种中药阐述，均摘自罗大伦的《罗大伦养生全集》。

10. 茯苓

茯苓，味甘淡，性平。《神农本草经》谓其："久服安魂养神，不饥延年。"本品具有健脾和胃、宁心安神、渗湿利水之功用。《普济方》载有茯苓令人长生之说。历代医家均将其视为常用的延年益寿之品，因其药性缓和，可益心脾，利水湿，补而不峻，利而不猛，既可扶正，又可祛邪。故为平补之佳品。

将茯苓磨成细粉，取 15 克，与粳米 100 克煮粥，名为茯苓粥。李时珍谓："茯苓粉粥清上实下。"常吃茯苓粥，对老年性浮肿、肥胖症，以及预防癌肿，均有好处。

清代宫廷中，曾把茯苓制成茯饼，作为经常服用的滋补佳品，成为却病延年的闻名点心。

11. 石斛

千古一仙草，石斛有奇效。铁皮石斛、天山雪莲、三两重的人参、百二十年的首乌、花甲之茯苓、苁蓉、深山灵芝、海底珍珠、冬虫夏草，列为中华九大仙草。作为九大仙草之首的霍山石斛，历代仅为皇室专用。《本草纲目》《神农本草经》中均有详细记载，时至今日，已成为都市贵族们的首选养生佳品。石斛的主要产地为霍山、浙江、云南等。类型上又分为铁皮石斛、铜皮石斛、水草石斛、紫皮石斛、金钗石斛等，虽然都叫石斛，但效果确有天壤之别。目前受国家认可真正有价值的只有铁皮石斛，而铁皮石斛以霍山为首选：霍斛富含多糖、氨基酸和石斛碱、石斛胺碱等十多种生物碱，富含钙、钾、钠、镁、锌、铁、锰、硒、铜、铬、镍、锗等几十种微量元素，素有"千金草""救命仙草"之称，对身体各方面调理效果都非常显著。

按：石斛养生保健作用：除痹下气，补五脏虚劳羸瘦，强阴益精，久服厚肠胃，轻身延年。

（四）药粥益身

粥，俗称稀饭。它是我国传统饮食之一。而药粥，是祖国医学宝库中的一部分。《黄帝内经》中说："药以祛之，食以随之。""谷肉果菜，食养尽之。"药粥正是以药治病、以粥扶正的一种食疗方法。

清晨食白粥，最能畅胃气，生津液，和五脏，大补于人。名医李时珍说："每日起食粥一大碗，空腹胃虚，谷气便作，所补不细，又极柔腻，与肠胃相得，最为饮食之妙诀也。"《医药六书药性总义》载："粳米粥为资生化育坤丹，糯米粥为温养胃气妙品。"

今录《药粥歌》如下：

若要不失眠，煮粥添白莲。若要皮肤好，米粥煮红枣。
气短体虚弱，煮粥加山药。治理血小板，花生衣煮饭。
心虚气不足，桂圆煨米粥。要治口臭症，荔枝粥除根。
清退高热证，煮粥加芦根。血压高头晕，胡萝卜粥灵。
要保肝功好，枸杞煮粥妙。口渴心烦躁，粥加猕猴桃。
防治脚气病，米糠煮粥饮。慢性便秘症，胡桃米粥炖。
头昏多汗症，煮粥加薏仁。便溏补中气，藕粥很相宜。
夏令防中暑，荷叶同粥煮。若要双目明，粥中加旱芹。

曹慈山之药粥养生方：

"粥能益人，老年尤宜。""老年有竟日食粥，不计顿，饥即食，亦能体强健，享大寿。……就调养而论，粥宜空心食，或作晚餐亦可。但勿再食他物加于食粥后。食勿过饱，虽无虑停滞，稍觉胀胃即受伤。"

上品三十六：

莲子粥：养神益脾，补中强志。
芡实粥：益精强志，聪耳明目。
藕　粥：开胃消食，散留血。

荷蒂粥：生发元气，助脾胃。

薏苡粥：补脾益胃，理脚气，消水肿。

扁豆粥：和中补五脏。

御米粥：润燥固精（按：御米即罂粟子）。

姜　粥：温中避恶气，治反胃。

香稻叶粥：利水开胃，治白浊。

丝瓜叶粥：清热利肠，凉血解毒。

桑芽粥：明目，治劳热，止汗。

胡桃粥：润肌肤黑须发，治腰痛。

杏仁粥：治五痔下血。

胡麻粥：养肺胃，明耳目（按：胡麻即芝麻）。

松仁粥：润心肺，调大肠。

菊苗粥：清头目，去风眩。

菊花粥：养肝血，除热解渴。

梅花粥：解热毒。

佛手柑粥：清香开胃，治心胃痛。

百合粥：润肺调中。

砂仁粥：醒脾，通滞气，治呕吐。

五加芽粥：明目止渴。

枸杞叶粥：治五劳七损。

枇杷叶粥：疗热咳，降气止渴。

茗　粥：化痰消食。

苏叶粥：行气解肌，表散风寒。

苏子粥：治上气咳逆，顺气顺肠。

藿香粥：散暑气，辟恶气。

薄荷粥：发汗，消食，下气。

　　松叶粥：轻身益气，守中耐饥。

　　柏叶粥：治呕血、便血、下痢、烦满。

　　花椒粥：治腰痛冷，止腹痛。

　　栗　粥：补肾气，开胃活血。

　　绿豆粥：解热毒，清暑，解附子毒。

　　鹿尾粥；阴血聚于尾，补虚损。

　　燕窝粥：养肺化痰止嗽，补而不滞。

中品二十七：

　　山药粥：治久泻，补肾精。

　　茯苓粥：安神、渗湿、益脾。

　　赤小豆粥：消水肿，辟邪厉。

　　蚕豆粥：快胃和脾，兼利脏腑。

　　天花粉粥：治消渴，润肺降火。

　　面　粥：强力气，补不足。

　　腐浆粥：润肺，解煤毒。

　　龙眼肉粥；养心益智，通神明。

　　大枣粥：养脾气，补五脏，和百药。

　　蔗浆粥：治咳嗽，虚热，解酒毒。

　　枳椇粥；除烦清热，解酒毒。

　　枸杞子粥：补精血，益肾气。

　　柿饼粥；健脾涩肠，止血止嗽。

　　木耳粥：益气轻身强志。

　　小麦粥：养肝气，心气，止汗。

　　菱　粥：益肠胃，解内热。

　　淡竹叶粥：除烦热，利尿，清心。

贝母粥：化痰，止嗽，止血。

竹叶粥：治内热，目赤，除烦。

竹沥粥：治痰火。

牛乳粥：益老人，健脾。

鹿肉粥：益气力，强五脏。

淡菜粥：补肾，治劳伤。

鸡汁粥：补虚养血。

鸭汁粥：补虚除热。

海参粥：温下元，滋肾补阴。

白鲞粥：开胃悦脾。

下品三十七：

酸枣仁粥：炒熟，煮粥，治失眠。

车前子粥：治老人淋病。

肉苁蓉粥：治劳伤，精败，面黑。

牛蒡根粥：治中风，口目不动。

郁李仁粥：治心腹满，二便不通。

榆皮粥：治不眠，利小便。

桑白皮粥：治咳嗽，吐血。

麦门冬粥：治咳热，口干，心烦。

地黄粥：利血生精。

吴茱萸粥：治寒冷心痛，腹胀。

常山粥：粳米同煮，治老人久疟。

白石英粥：实大肠。

紫石英粥：治虚劳惊悸。

滑石粥：利小便，治石淋。

白石脂粥：涩肠止痢。

葱白粥：发汗解肌。

莱菔粥：消食去痰，止嗽治痢。

莱菔子粥：治喘嗽。

菠菜粥：和中润燥。

甜菜粥；解热，益胃健脾。

秃菜根粥：又名牛舌头草，治白浊。

芥菜粥：豁痰。

韭叶粥：补虚壮阳。

韭子粥：补命门，止泄精，尤为要品。

苋菜粥：治下痢。

鹿肾粥：壮阳。

羊肾粥：治阳气衰败。

猪髓粥：朱丹溪用脊髓治虚损。

猪肚粥：补虚损。

羊肉粥：壮阳滋肾。

羊肝粥：治目不能远视。

羊脊骨粥：通督脉，治肾。

犬肉粥：益阳事。

麻雀粥：益阳道，李时珍曰：性淫也。

鲤鱼粥：治水肿、黄疸、反胃。

大麻仁粥：治大便不通，润燥。

磁石粥：治老人耳聋。

五、情志调养

养生，要内外兼修，身心俱养。既要重视形体的摄养，也要重视精神的调养。这是因为心理和精神因素，对于人身体健康影响巨大。历来养生家十分重视情志调养，强调"养生莫若养性"。切忌过奢、过贪，过喜、过怒，过思、过求，过急、过暴，做到恬淡平和，保持心胸开朗，以畅快愉悦的心境，面对生活。"志意和，精神定，悔怒不起，魂魄不散，五脏俱宁，邪亦安从奈我何哉。"现代研究表明"乐观者长寿"。俗语云："笑一笑，十年少。"概而言之，情志养生要"和喜怒""畅神志""以恬愉为务"。

（一）内外兼修

扁鹊论曰："食能排邪而安脏腑，神能爽志以资气血。摄生者，气正则味顺。味顺则神气清，神气清则合真之灵全，灵全则五邪百病不能干也。"

《黄帝内经》曰："静者寿，躁者夭。静而不能养，减寿；躁而能养，延年。然静易御，躁难持，尽慎养之宜者，静亦可养，躁亦可养也。"

又曰："养性者，要使习以成性，性自为善，外病不得而侵，能治病于未病之先，不特饵药餐霞。其于平居，五常俱全，百行周备，虽无药饵，亦可长年。德行不足，纵有金丹，寿亦不永。"

《遵生八笺》对情志与养生的关系，做了较为全面的论述。

《养生大要》云："一曰啬神，二曰爱气，三曰养形，四曰导引，五曰言语，六曰饮食，七曰房室，八曰反俗，九曰医药，十曰禁忌。"又曰："无劳尔形，无摇尔精，归心静默，可以长生。"故摄生者有三：曰养神，曰惜气，曰防疾。

又曰："善养生者，养内；不善养生者，养外。外贪快乐，恣情好尚，务外则虚内矣。所谓养内者，使五脏安和，三焦守位，饮食得宜，世务不涉，是可长寿。"

《道院集》曰："游心虚静，结志玄微，委虑无欲，归计无为，凝神灭想，气和体纾，达延生命，寿与天齐。"

又曰："故摄生者，先除六害：一曰薄名利，二曰禁声色，三曰廉货财，四曰损滋味，五曰屏虚妄，六曰除嫉妒。六害者存，真经空念，不能挽其衰朽矣。"

《庄子》曰："得者时也，失者顺也。安时而处顺，哀乐不能入也。"

经曰："精气神为内三宝，耳目口为外三宝。常使内三宝不逐物而流，外三宝不诱中而扰。"

嵇中散曰："养生有五难：名利不去，为一难；喜怒不除，为二难；声色不去，为三难；滋味不薄，为四难；神荡精散，为五难。五者不去，心虽希寿，口诵至言，咀嚼英华，呼吸太阳，不能挽其夭且病也。五者能绝，则信顺日济，道德日全，不祈生而有神，不求寿而延年矣。"

《彭祖摄生论》曰："目不视不正之色，耳不听不正之言，口不尝不正之味，心不起不正之念。四者忘魂丧精，减折寿算者也。"

益州老父曰："凡欲身之无病，必须先正其心，使心不乱求，心不狂思，不贪嗜欲，不著迷惑，则心先无病矣。心君无病，则五脏六腑，虽有病不难疗矣。"

高濂曰："元气有限，人欲无穷，欲念一起，炽若炎火。"又曰："故养生之方，首先节欲。"

全元起曰："乐色不节则精耗，贪妒不止则精散。圣人爱精重施，则髓满骨坚。"

《仙经》曰："无劳尔形，无摇尔精，归心寂静，可以长生。"又曰："道以精为宝，宝持宜闭密。施人则生人，留己则生己。……故人肝精不固，目眩无光；肺精不交，肌肉消瘦；肾精不固，神气减少；脾精不固，齿发衰白，疾病随生，死亡随至。"

《古今名人长寿要妙·孙思邈养生十要》载："欲和精的关系，就好比火和油。火旺则油耗，欲多则伤精。故人之养生，凡觉阳气辄盛，必谨而抑之，不可纵心竭意以自贼也。"

《北史·崔光传》曰："七情之病者，看书解闷，听曲消愁，有胜于服药者也。"

俗话说："快乐有人分享，是更大的快乐；痛苦有人分担，就可以减轻痛苦。"

《吕氏春秋》曰："欲有情，情有节，圣人修养以止欲，故不过行其情也。"

《证治百问说》曰："人之性情最喜畅快，形神最宜焕发。如此，刻刻有长春之性，时时有长生之情，不惟却病，可以永年。"

《延命金丹》云："凡欲身之无疾，必欲先正其心，使其心不妄求，心不狂思，不贪嗜欲，不着迷惑，则心君泰然。"

《亢仓子》曰："导筋骨则形全，剪情欲则神全，靖言语则福全。"

《吕氏春秋》曰："生则谨养，谨养之道，养心为贵。"

《吕览》曰："年寿得长者，非短而续之也，毕其数也。毕数之务，在乎去害。何谓去害？大甘、大酸、大苦、大辛、大咸，五者充形，则生害矣。大喜、大怒、大忧、大恐、大哀，五者接神，则生害矣。大寒、大热、大燥、大湿、大风、大霖、大雾，七者动精，则生害矣。"

孙思邈论养性："性既自善，内外百病自然不生，祸乱灾害无由作，此养之大经也。"

《红炉点雪》云："若能清心寡欲，久而久之，百病不生。"

《景岳全书》云："慎情志，可以保心神。"

《七部要语》曰："神静而心和，心和而形全；神躁则心荡，心荡则形伤。欲全其形，先在理神。故恬和养神，以安于内，清虚栖心不诱于外也。"

《吕氏春秋》曰："是故圣人之于声色滋味也，利于性则取之，害于性则舍之，此全性之道也。"（《养生寿老集》）

"欲有情，情有节。圣人修节以止欲，故不过行其情也。故耳之欲五声，目之欲五色，口之欲五味……由贵生动则得

其情也，不由贵生动，则失其情也。此二者，死生存亡之本也。"（林乾良，刘正才《养生寿老集》）

清代孙德润曰："养生以养心为主，故心不病则神不病，神不病则人不病，理固然也。"又曰："养生之法，须要摆脱一切，勿以妄想伐真气，勿以客气伤元气。"同时还指出："养心又在凝神，神凝则气聚，气聚则形全。若日逐劳攘忧烦，神不守舍，则易于衰老。"

当代著名中医裴永清认为：任何东西都有其针对性，且人与人的个性差异非常大，内环境与外环境都不一样。因此，最好的养生，也是个性化的。健康人群没有必要多此一举，寻求依靠药物养生，或者试图通过吃某些东西达到长寿，真正的养生，是身心共养的生活状态。

（二）重视三宝

精、气、神，是人生之三宝。

重视保养精、气、神，是健康长寿的诀窍。精充、气足、神全，是人体健康的标志。

"精"，有广义、狭义之分。广义的精，包括血、津、液等，是生命活动的物质基础，称为"脏腑之精"。狭义的精，是指具有生长发育及生殖能力的物质，称为"生殖之精"。二者相互滋生和促进。（按：《养生寿老集》载：《吕氏春秋》有《情欲篇》专论，主张节情止欲，早绝房事。如说："欲有情，情有节，圣人修节以止欲，故不过行其情也。"所以切戒房劳。）

"气"也有两种含义：一指体内流动着的精微营养物质，如营气、卫气等。一是指脏腑生理功能。如脏腑之气、经脉之气等。气是在一定物质基础上产生的生命运动形式，对人体有着重要调控作用。古人云："气聚则生，气散则死。"

"神"也分两种：广义是人体活动现象的总称。狭义指人的精神思维活动。所谓"得神者昌，失神者亡"，即指神的重要性。

精亏、气虚、神怯，是疾病与衰老的先兆。唐代名医孙思邈曾指出"精、气、神不可损也，损之则伤生"。因此，保养好精、气、神，是我们健康生活的重要保障。古人云："寡欲以养精，寡言以养气，寡思以养神。"这"三寡"，是养"三宝"的根本。

1. 寡欲以养精

不能纵欲，这里所说的精，不只指男子的精液，而是泛指人体的"精气"，也就是中医所说的"元气"。"精"为构成人体的物质基础，是生命的根本。精为人体各器官的生理功能，养精就是要保护好各个器官的正常生理功能。

中医认为"欲多则损精""多欲则志昏""淫声美色破骨之斧锯也"。纵欲不仅丢失过多的精液，同时也可导致机体内分泌紊乱，损及五脏之精，"肝精不固，目眩无光；肺精不交，肌肉消瘦；肾精不固，神气减弱；脾精不坚，齿浮发落。若耗散真精不已，疾病随生，死亡随至。"若纵欲，男则遗精、早泄、阳痿、生殖无力，甚至腰膝酸软，头晕耳鸣，心悸健忘，失眠多梦，精神不振，久则成痨。女则肾虚精亏，冲任不固，气血逆乱，崩漏下泄，白带绵绵而下，不孕，流产或早产，甚至精血亏枯，经闭，面黄肌瘦而成劳损之症。

历代医家都主张，养生之道，要以保养精气为首务。《类经·摄生》指出："欲不可纵，纵则精竭；精不可竭，竭则真散。盖精能生气，气能生神也。故善养生者，必保其精，精盈则气盛，气盛则神全，神全则身健，身健则病少。神气坚强，老而益壮，皆本乎精也。"

古人把房事过度称作"伐性之斧"。它是能砍伤人体的，可导致英年早逝，或未老先衰。因此，清心寡欲是养生之道的一个重要方面。

2. 寡言以养气

不要经常喋喋不休，大喊大叫，以保持"元气"充足。气，是构成人体的最基本物质。它具有动而不息的特征，维持并推动着人体的生命活动。

按：清代程林《医暇卮言》曰："人生如无根之树，全凭气息以为根株，一息不来，命非己有。故欲修长生者，必固其气。气固，则身中之元气不能随呼而出，天地之正气恒随吸而入，久之胎息①定，鄞鄂②成，而长生有路矣。有志者毋忘。"另，中医认为，肾藏精，主生殖，肾中精气主宰着人体的生、长、壮、老和寿夭康泰。凡能节欲固元，多能享以高寿；凡违此常理者，就会导致肾亏，使人过早地衰老。

---

① 胎息：真气在丹田内的呼吸。
② 鄞鄂：命蒂。为身中元气长生处，调养元神的宫室。

3. 寡思以养神

不要常常胡思乱想，或者想入非非，以致用脑过度，影响大脑皮层正常生理功能。《黄帝内经》有"思伤脾""思则气结""多思则神殆"之论述。人的大脑为人体指挥机关，如果让其过于劳累，得不到必要的休息，指挥就会失误。如经常用脑过度，使中枢神经过度疲劳，就会感到头昏脑涨，记忆力减退，注意力不集中。久之，则百病丛生，妨碍身体健康，诸如失眠、神经衰弱、月经不调、经闭、胃肠神经功能紊乱、高血压、冠心病、甚至癌症等等，接踵而至。

"凡人不能无思"，但要有个限度，不要在微不足道的小事上苦想冥思，更不要为身外之物煞费苦心。"不思声色，不思胜负，不思得失，不思荣辱，心不劳，神不疲。"如此这般，才可以把思想负担尽量减轻，有利于达到"全神息虑"，以防"神虑精散"，方可益寿延年。

由此可见，在日常生活中坚持以"三寡"养"三宝"，是保持身体健康和精力充沛的重要途径，是养生的秘诀、延年益寿的良方。（慈艳丽《九种体质养生全书》）

（三）志畅神宁

祖国医学非常重视人的情志活动与身体健康的关系。提出七情（喜、怒、忧、思、悲、恐、惊）为致病的重要因素之一。《素问·痹论》："静则神藏，躁则消亡。"也就是说：人能保持神志安宁、性情舒畅，即能少生疾病、身体健康。

即使有病，亦较易治，以神能收藏之故。反之，神不藏而躁动，自属危殆。《素问·四气调神大论》也说要做到"以使志生""使志无怒""使志安宁"。中医对于发病的理论，非常重视外感"六淫"（风、寒、暑、湿、燥、火）与内伤"七情"（喜、怒、忧、思、悲、恐、惊）的作用。如《素问·阴阳应象大论》说："怒伤肝""喜伤心""思伤脾""忧伤肺""恐伤肾"。《素问·举痛论》又说："余知百病生于气也。怒则气上，喜则气缓，悲则气消，恐则气下。"……故《黄帝内经》指出："喜怒不节，寒暑过度，生乃不固。"强调"和喜怒"是"智者之养生"之道。《管子》曰："凡人之生也必以其欢，忧则失纪，怒则失端。忧悲喜怒，道乃无处。爱欲静之，遇乱正之。勿引勿摧，福将自归。"（林乾良，刘正才《养生寿老集》）

《养生指南》认为，老人养生心理调节尤为重要。

其一，少怒。怒为老人健康的大敌。《黄帝内经》中说："百病生于气""怒则气上""怒伤肝"。发怒，可使人气机不畅，出现气逆和气滞，从而引起多种疾病，尤其是心血管病和脑血管病，故老人应少怒，或戒怒。

其二，少欲。古代养生家认为，应当清心寡欲，恬淡虚无，则可心气平和，正气充足，身体健康。若利欲熏心，追求名利，贪得无厌，就会患得患失，多疑嫉妒，以致思绪不宁，气机紊乱。此为七情致病的主要原因。

其三，少色。历代养生家以"远房帏"为长寿经验之一。因为房劳过度则伤肾，肾中元气所伤，可以使人的衰老加快，或未老先衰。何况老人衰阳之体，阴更不足，更宜少色，或绝房事以养精。

其四，少言。"言多伤气。"言多则呼吸少，气息不均，五脏元气不调，水亏火炽，伤其肺气，而气与精、神密切有关，故少言，可以积气成精，积精可以全神。

（四）动静相宜

野鹤按：健康需要运动，不运动而身体健康的人是没有的。健身运动的方法有很多，如跑步、散步、舞蹈、体操、按摩、气功、打太极、练瑜伽、习书法等等，不胜枚举。从养生角度而言，人既要有所动，也要有所静。如静坐、睡眠、闭目养神，还有参禅等等。须知，养生没有绝对的动，也没有绝对的静。该动的时候要动，该静的时候要静，动静结合，这也是养生重要原则。

《二程集·粹言·论学篇》曰："动静节宜，所以养生也。"

《寿世保元》曰："养生之道，不欲食后便卧，及终日稳坐，皆能凝结气血，久则损寿。"

《类经附翼·医易》曰："天下之万理，出于一动一静。"

《老老恒言》曰："静时固戒动，动而不妄动，亦静也。"

1. 散步与养生

《养生寿老集》曰："中医多主张早起跑步，饭后和睡前散步"。如《素问·四气调神大论》所说"夜卧早起，广步于庭"。所谓"广步"，就是指较长时间的走路锻炼，还含有跑步的意思。但中医并不主张太长时间的跑步，尤其是老年，更要适可而止。孙思邈提出"行三里二里，及三百二百步为佳"；还强调"食毕当行步……令人能饮食，无百病。"《琅环记》曰："古之老人，饭必散步为逍遥。"《南华经》曰："水之性不杂则清，郁闭而不流，亦不能清，此养神之道也，散步所以养神。"《紫岩隐书》曰："每夜入睡时，绕室行千步，始就枕……盖行则神劳，劳则思息，动极而返于静……行千步是以动求静。"可见，走路锻炼有利于流动气血，畅达气机，活动关节，助脾运化，宁心养神，却病防老。

"流水不腐，户枢不蠹。"清代医家曹慈山认为，散步对人有三大好处：一是可以安神，二是筋舒而肢体健，三是磨胃而易腐化食物。他在养生专著《老老恒言》中说："步主筋，步则筋舒而肢体健……饭后食物停胃，必缓行数百步，散其气以输于食，步则磨胃易腐化。"俗语曰："饭后百步走，能活九十九。"

《养生指南》载："行走时，要带动占体重一半的骨骼肌进行有节奏的舒张和收缩，末梢小动脉也藉以舒缩，推动血液回到心脏进而周流全身。这不仅能加强心脏的工作，促进血液循环，而且由于肌肉活动时耗氧增加，把过剩的脂肪转化为能量，能起到减肥的作用。步行还可以强健足肌和足韧带，防止关节活动功能的衰退，能延年益寿。因此，步行运动被誉为各种健身运动之冠。"

野鹤按：以养生为目的的运动，散步是所有运动中最简单的，适合所有人的运动。随时随地，轻松自如，对于中老年人尤为适合。我们可以在散步中交流，在散步中休闲，通过散步愉悦身心，畅达气机，从而达到养生保健的效果。

2. 睡眠与养生

俗话说："药补不如食补，食补不如觉补。"说到底，睡眠才是最好的补肾良药。人们在劳动、工作、学习中消耗的大量能量，除了靠饮食来补偿外，还需要靠睡眠来补偿。古人有"服药百裹，不如独卧"的说法，意思就是，安稳地睡个好觉胜过服补药。

山翁诗云："华山处士如容见，不觅仙方觅睡方。"清代李渔云："若是养生之诀，当以睡眠为先。睡能还精，睡能养气，睡能健脾胃，睡能坚骨强筋。"又云："是睡非睡，药也。非疗一疾之药也，乃治百病、救万民、无试不验之神药也。"

中医认为，睡眠在养生中的作用在于"调神"。为什么睡眠能调神益寿呢？先贤们是这样解释的："神有事，亦则有休。"人能安寐，"静则神藏"，则可致寿，反之，失之安寐，"躁则消亡"，就有损年命。

现代医学认为，人在睡眠中身体的一切生命机能均减慢了，处于休息、恢复和重新积累能量的状态。如果经久不眠，必然会导致衰竭。古代养生家认为，"少寐乃老年人大患。"主张老人以睡眠时间长为好。睡眠对养生，是有特殊的作用的。睡眠的作用，包括五个方面：消除疲劳，保护大脑，增强免疫，促进发育，利于美容。

（1）睡眠的时间

善养生者，有"三觉合一助长寿"之说。所谓三觉，指子觉、午觉和打盹。子觉，又称大觉。子觉睡好了，能养精蓄锐，子觉的最佳睡眠时间是：晚9时至凌晨3时。午觉，又称小觉。午觉睡好了，一天之内，能给人再养精神。午觉的时间指，在中午1时左右小憩，每次0.5至1小时为宜。打盹，也是"一小觉"。抽闲打个盹，能让人闭目养神。当然，打个盹，也要营造好打盹环境。因为，打盹好似闭目参禅，要敬重神灵，才能好好养神。

善养生者，还有"养精蓄锐午觉好"之说。人们除了正常的睡眠以外，白天也需求睡眠。"子、午"之时，是人体经气"合阴"及"合阳"的时候，最有利于人体养阴和养阳。按照《黄帝内经》的理论"阳气尽则卧，阴气尽则寐"。午觉养阳气，子觉养阴血。因此，睡好子午觉，能更好地使人体的阴阳配合，气血调和。

中医认为，中午是人体阳气最盛的时候，是"心经循行的时间"，若心血不足、心气亏虚、心火亢盛则会出现胸闷胸痛、心慌汗出、思维迟缓、失眠健忘、头晕乏力等症状，所以，每天中午应该抽出半小时小憩，达到养心安神之目的，有助于下午工作神清气爽，精力充沛。

正因如此，传统养生学认为，睡觉是人的第一大补药。民间有不少俗话，如："一夜好睡，精神百倍；彻夜难睡，浑身疲惫。"古代养生家有"睡好子午觉"之说，即夜半子时和白天的午时，一定要保证优质睡眠。

子时胆经最旺，胆汁需要新陈代谢，人在子时入眠，胆方能完成代谢。"胆有多清，脑有多清。"人在睡眠中养蓄了胆气，如果不睡觉消耗了胆气，严重者出现"怯症"，即现代医学讲的抑郁症。凡在子时前入睡者，晨醒后头脑清晰，气色红润。午睡可减少高血压脑出血发病的机会。

有趣的是，一年有四季，一天也有"四季"。一年12个月，24个节气；一天有12个时辰，24个小时。一天是一年的浓缩。因此，人一天的生活节律，与一年"春、夏、秋、冬"的变化要符合。晚9点到凌晨3点，是一天的冬季，叫"日冬"。凌晨3点到上午9点，是一天的春季，叫"日春"。上午9点到下午3点是一天的夏季，叫"日夏"。下午3点到晚上9点是一天的秋季，叫"日秋"。晚9点"立冬"。到了晚9点，天地睡了，如果人不睡，如同人与天地做"拔河"游戏。人力不及天力，"拔河"的结果是天必胜人。晚9点至凌晨3点，是最佳的睡眠时间段。其他时间段的睡眠，难以代替"日冬"。人的身体变化节律，与天地运行节律相吻合，才可以"借天力还以人力"。这正是中医强调天人合一在养生过程中的最好体现。

睡前泡泡脚，胜似吃补药。古人认为，"人之有脚，犹似树之有根，树枯根先竭，人老脚先衰。"民谣云："春天洗脚，升阳固脱；夏天洗脚，暑湿可祛；秋天洗脚，肺润肠濡；冬天洗脚，丹田温灼。"

俗话说："晨起皮包水，睡前水包皮，健康又长寿，百岁不称奇。"皮包水，指的是起床后喝一杯水；水包皮，就是说睡前泡脚。这都是长寿的好办法。

（2）睡眠的姿势

古人有"卧如弓"之说，右侧卧最理想。

《千金方》对睡眠的注意事项，做了详细的论述，对睡眠的姿势也作了较科学的规定："屈膝侧卧，益人气力胜正卧。按孔子不僵卧，故曰睡不厌促，觉不厌舒。"希夷安睡诀说："左侧卧则屈左足，屈左臂，以手上承头，伸右足，以右手置右股间；右侧卧反是。"宋代蔡季通的《睡诀》也说："觉侧而屈，觉正而伸，早晚以时，先睡心，后睡眼。"

（3）睡眠的环境

在卧室里，要尽量避免放置过多的电器，以确保人脑休息中不受太多干扰。此外，也不要戴"表""牙"和手机等物品睡觉，否则会影响身体的健康。

（4）睡眠的方向

睡觉要头北脚南，人体随时随地都受到地球的磁场的影响，睡觉过程中大脑同样受到磁场的干扰。人睡觉时采取头北脚南的姿势，使磁线平衡地穿过人体，最大限度地减少地球磁场的干扰。

（5）睡眠之忌

《备急千金要方》云："一日之忌暮无饱食，一月之忌，晦无大醉。"睡前勿饮浓茶。睡时"勿歌咏""勿大语"，消除忧虑、恼怒等不良情绪。

3. 书法与养生

书法，静心怡情，修身养性。养身要动，养心要静。写字既有动，又有静，应是最好的养生之道。

《瓯北诗话》指出："学书用于养心愈疾，君子乐之。"

何乔潘在《心术篇》说："书者，抒也，散也。抒胸中气，散心中郁也。故书家每得以无疾而寿。"《临池管见》

认为："作书能养气亦能助气。静坐作楷书数十字或数百字，便觉矜躁俱平；若行草，任意挥洒，至痛快淋漓之候，又觉灵心焕发。"古人说过"寿从笔端来"，道出的正是书法与长寿间的辨证关系。

按：历来有"书画人长寿"之说。史载，唐代欧阳询活了85岁，柳公权活到88岁，明代文征明则享90高寿。而当代书法家舒同高寿93岁。

书法家孙墨佛的摄生经验

野鹤按：孙墨佛（1881年11月~1987年9月），寿高106岁，当代著名书法家、文史学家。他的养生经验就是练习书法（这也是他的长寿秘诀）。在他看来，书法是"手上的功夫、眼里的功夫、笔上的功夫"，如同气功和太极拳。他总结"写字可以养心、养性、养气、养神、养生"，是一种最好的养生方式。怡情养性，健康长寿。

孙墨佛说："写字可以养心、养性、养气、养神、养生，写起字来，精神集中，万念俱消，刮风下雨都听不见。这不就是气功吗？"书法体现了练形、调气、养神的养生作用。"练形"，养生健身，无不先从练形而至调气养神。他说："写字就是一种运动，练字就是练身，是一种很好的健身运动。""写字全身都用劲，悬腕提笔是手、腕，臂部用劲、脚踩地，脚掌心也用劲，与气功健身一样。""调气"，写字时，以心、情、意来写，以气之行来引动四肢关节，使四肢之气随意舒张、活动，如同打太极拳一样，达到气动形动、气动形随的出神入化的境界。正如陆游诗之所赞"一笑玩笔砚，病体为之轻"。"养神""一管在手，万念俱消""悬针垂露之平，奔雷堕石之奇，鸿飞兽骇之姿，鸾舞蛇惊之态，绝岸颓峰之势，临危据槁之形"，可谓高深意境。写字是心静体动，动与静相辅相成，既锻炼了书法艺术，又陶冶了情操，增进了健康。书法习字，以意领形，凝神屏志，以静制动，改善大脑皮质和植物神经功能。同时，还能促进大脑思维的敏锐和沉着，预防老年痴呆的产生，达到养生长寿。

或曰：人在写字时"不思声色，不思得失，不思荣辱，心无烦恼，形无劳倦"，精神平和，大脑处于低兴奋状态，运笔使劲相生，精神专注，合乎形体之规。庄子"以无厚入有间"的养生之道，对机体起到调节、修复等作用，推迟或延缓脑的老化。

古人说："寿从笔端来。"书法是纸上的太极，墨上的气功，所以，既怡情又养生。

六、要诀名方

养生，历来人们都十分重视，古今医家、养生家探索和总结出了很多要诀名方。这些要诀名方得以流传，是因为经过反复实践检验而证明是有效的。需要强调的是，所有要诀名方，都不是绝对和千篇一律的。养生方法的应用，要因人、因地、因时而异，根据具体情况进行具体分析，切忌盲从和生搬硬套。再好的养生方法，都要结合实际，灵活地运用，适合自己的，才是最好的。

（一）胡文焕《类修要诀》

胡文焕曰："笑一笑，少一少；恼一恼，老一老；斗一斗，瘦一瘦；让一让，胖一胖。"

"元气实，不思食；元神会，不思睡；元精足，不思欲；三元全，陆地仙。"

"无劳尔形，无摇尔精，无动尔神，乃可长生。发宜常栉，手宜在面，齿宜数叩，津宜常咽。安谷则生，绝谷则亡，饮食自倍，肠胃乃伤。"

"春夏宜早起，秋冬任晏眠。晏忌日出后，早忌鸡鸣前。避色如避仇，避风如避箭。莫吃空心茶，少食中夜饭。"

"戒暴怒以养其性，少思虑以养其神；省言语以养其气，绝私念以养其心。"

"早漱不如晚漱，晚食岂若晨餐。节饮自然脾健，少餐必定神安。"

"服药千朝，不如独宿一宵；饮酒一斛，不如饱食一粥。"

"三六小咽，一咽为先。吐唯细细，纳唯绵绵。坐卧亦尔，行立坦然。戒于喧杂，忌以腥膻（膻）。假名胎息，实曰内丹。非只治病，决定延年。久久行之，名列上仙。"

（二）乾隆十六字长寿秘诀

吐纳肺腑，活动筋骨；十常四勿，适时进补。

所谓"十常四勿"：即齿常叩、津常咽、耳常弹、鼻常揉、睛常运、面常搓、足常摩、腹常施、肢常伸、肛常提；食勿言、卧勿语、饮勿醉、色勿迷。

野鹤按：翻开中国历史，我们不难发现，绝大多数皇帝寿命短促（据统计，中国历代皇帝平均寿命只有三十几岁），究其原因，当然是多方面的。但是，大都因养尊处优，生活奢靡，贪恋美色，纵欲无度，不能保精固元，而导致体弱多病，夭折短命。在封建社会，天下是一家之天下，有所谓"普天之下，莫非王土"。可以想象，一个至高无上的皇帝，面对形形色色的诱惑和无所不能的权力，为所欲为，无有不短命的。但是，清代乾隆皇帝享八十三岁高寿，是历代皇帝之最，这不能不说是个奇迹。而这个奇迹的出现，并非

偶然，关键就在于他十分注重养生，并得其要领。他的所谓
"十常"，在于一个"恒"；所谓"四勿"，在于知"节制"。
我们为他点赞的同时，更推崇其养生方法。

（三）名医王静斋的养生术

野鹤按：王静斋（1883~1953），名功镇，出自名医世
家。王氏行医之余，精研养生之术。他综合了历代养生家的
理论成果，归纳整理一套完整的养生方法，既有饮食养生，
又有药饵养生；不仅重视形体养生，还重视情志养生；更有
却病之要诀妙方。王静斋的养生方法，贴近生活实际，化繁
为简，历来受到养生专家重视。

1. 道家六字却病诀

呵——呵出心中的浊气。

呼——呼出脾中的浊气。

呬——呬出肺中的浊气。

嘘——嘘出肝中的浊气。

吹——吹出肾中的浊气（吹 cuì，音脆）。

嘻——嘻出三焦中的浊气。

每日自子至巳为六阳时。其中不拘何时面东静坐，叩齿
三十六通，舌在口中搅动，口中津液满后，再漱练数次，然
后，分三四口咽下，以意送至丹田。微微撮口，念上六字。
但念时不得出声，有声反损本经。每字念六遍，念完一字，
即开口用舌抵住上腭，以鼻吸清气以补本经。吸气要长，送

至丹田为妙。

按：道家六字诀《太上老君养生诀》曰："呬字：呬主肺，肺连五脏，受风即鼻塞，有疾作呬，吐纳治之。呵字：呵主心，心连舌、五脏，心热、舌干有疾作呵，吐纳治之。呼字：呼主脾，脾连唇，论云脾温即唇焦，有疾作呼，吐纳治之。嘘字：嘘主肝，肝连目，论云肝盛则目赤，有疾作嘘，吐纳治之。吹字：吹主肾，肾连耳，论云肾虚即耳聋，有疾作吹，吐纳治之。嘻字：嘻主三焦，有疾作嘻，吐纳治之。"（《服气吐纳六气第二》）

2. 按月调养法（即孙真人按月调养法）

正月肾气受病，肺气微弱，宜减酸增辛，增咸助肾补肺，以养胃气。天气下降，地气升腾，草木萌动，勿伐肝气。

二月肾微，肝旺戒酸增辛，咸助肾补肝，宜清去痰，泄小水，表微汗，以散玄冬蕴伏之气。

三月肾气已息，心气渐临，木气正旺，宜减甘增辛酸，补精益气，阳气发泄，懒散形骸，顺天应时，随百卉而俱发。

四月肝脏已病，心脏渐壮，宜增甘酸，减苦，以补肾助肝，以养胃气。

五月肝木休囚，心火正旺，宜减酸增苦，益肝补肾，固精益气，远声色，薄滋味，节嗜欲，以定心气。

六月肝微脾旺，宜节饮食，远声色。此时阴气内伏，暑热外蒸，若纵意当风、食冷，则会令人多暴泄之患。须食饮温暖，切戒寒凉，食勿过饱，饮炒粟米绿豆温汤为最宜。

按：夏三月天气交合，万物华实，夜卧早起。夏至日长，使志勿怒勿伤脾，锻炼气血，使华英成秀。

七月肝心少气，肺金初旺，天地始肃，宜安定性情，增咸减辛助气紊筋，以养脾胃。

八月心脏气微，肺金正旺，宜减苦增辛，助筋补血，养心肝脾胃，勿犯邪风，庶不生疮、作痢、作疟。

九月阳气衰，阴气盛，暴风时起，忌空隙贼风伤人。勿恣醉饱，宜减辛增甘，补肝益肾，助脾胃，以养元和。

按：秋三月，地气以明，容平万物，早睡早起，阳气日退，阴寒日生，安神宁志，以避肃杀之气，使肺金清宁。

十月心肺气弱，肾气强盛，宜减辛增咸，养肾气，以助筋力，天气上腾，地气下降，天地闭塞而成冬，宜寡欲，以助肾气。

十一月肾气正旺，心肺衰微，宜增苦减咸，静摄以抑初阳。身欲宁，去声色，禁嗜欲，安形性，静以定阴阳。

十二月土气旺相，水气不行，宜减甘增苦咸，补心助肺。戒色欲，调肾脏，避免来春作温热病。

按：冬三月阳藏阴旺，早卧晚起，必待日光，去寒就温，以养天和。君子固密，练精保身。

上述系五行生克之理，长生衰病之机。

3. 养生座右铭

怒多偏伤气，思多大损神。神疲心易役，气弱病侵紊。勿使悲欢极，当令饮食均。再三防夜醉，第一戒晨嗔。常常节色欲，寅兴嗽玉津。妖邪难犯己，精气自全身。若要无诸病，更当戒五辛。安神宜悦乐，惜气保和纯。寿夭休论命，修行在个人。若能永不坠，长生在其中。

4. 中老年养生杂诀十条

（1）50 岁以上者要慎服泻药，泻多易伤中气。

（2）水银不可近阴，否则会使人消缩。鹿、猪二脂不可近阴，否则会使人阴萎不起。

（3）春天穿衣不宜太薄，以防伤寒霍乱。

（4）睡眠勿向北卧，头边勿安火炉。

（5）夜间睡眠须闭口，开口则伤气。要防恶浊之气从口而入，令人气色不足。

（6）冬天勿大热，夏天勿大寒，以免患天行时令病。

（7）冬天和深秋及初春，屋子不要有隙缝，以免遭贼风侵袭而中风患半身不遂病。

（8）凡大小便时，均须咬紧牙关舌抵上腭，亦最能固精，并可养肾理脾，坚固牙齿，防患牙痛病。

（9）保持早晚刷牙、饮食后漱口的习惯，以保牙齿不败。

（10）乐观通达，保持精神上的平衡。

5. 养生十六字诀

一吸便提，气气归脐，一提便咽，水火相见。

不拘行动坐卧，舌搅华池抵上腭，候津生时，漱而咽下，要咕咕有声，随鼻中吸清气一口，以意用力同津，送至脐下丹田略存一存，谓之一吸。随将下部轻轻如忍便状，以意从尾闾提起，上夹脊双阙，透玉枕入泥丸，谓之一呼。周而复始，久行精强气旺，百病不生。

6. 戒色欲，戒怒气

《内经》以肾为先天，为命门。若终日耗其精髓，虽盛壮亦必至夭折。附戒诗一首，以为世人戒：

自古多由色丧身，贵妃褒姒绝人伦。

茫茫欲海回头岸，三宝勿忘精气神。

善养者，养浩然之气。《黄帝内经》云，怒气伤肝，伤肝者十之八九要患病。所以，要以理智制服情感。善养气者，虽遇逆境，也能自我排解，减轻烦恼，消除痛苦。不善养气者，虽身处顺境，也会终日怨天尤人。不知足，不知福，其结果招惹是非，甚至臌胀忧痛，诸病丛生，苦不可言。

7. 节制饮食为养生之根本

脾胃者，后天之本。经云，有胃脉则生，无脉则死。人之生活，胃是重要依赖脏器之一。《黄帝内经》云：饮食入胃，输精于脾，五脏六腑皆受气，一经有病，变化力薄，百病丛生，皆因饮食失去节制而致。所以，不能过饥过饱，更不能暴饮暴食。过饥则气血不长，过饱则有时停滞。所以，饮食须节制，勿图一时口腹而贻终身之害。饮食有节制，实为养生的根本。此外，要多食蔬菜，少食荤腥，冷硬坚的食物，尤宜少用。

8. 却病十要

（1）要静坐观空，万缘放下。当知四大原从假合，勿认为此身长寿久安，要戚戚以为忧。

（2）要烦恼出现前加以排解，勿以生命为戏，勿以无谓之事，争长较短。

（3）要将不如我者，巧自宽解，勿以不适生嗔。

（4）要想造物劳我一生，遇病却闲，反生庆幸。

（5）要深信因果或宿孽难逃，却喜欢领受，勿生嗟怨。

（6）要家室和睦，无交谪之言入耳。

（7）要起居适宜，勿强饮食，宁节勿多。

（8）要防嗜欲攻心，风露侵衣。

（9）要常自观察，克治病之根本。

（10）要觅高朋良友，讲开怀出世言，或对竹木鱼鸟相亲，悠然自得，皆却病之法。

9. 须避八风

东、南、西、北及四隅来者为八风。风多从颈、项、胸、胁、肩、背、腰、腹、脐等处侵入。五脏虚弱者，触之即病。避风如避箭，就是这个道理。特别是脑后更要注意防风。因为风府穴、风池穴，都在脑后，最容易受邪。即便是盛暑天气，若卧室门窗大敞，凉风吹在卫气虚弱而又在熟睡者身上，也多会得病的，此谓贼风伤人。至于风之名虽有不同，而以凶风、折风、刚风为最厉害。

按：《灵枢·九宫八风》篇介绍，南曰大弱风，西南曰谋风，西曰刚风，西北曰折风，北曰大刚风，东北曰凶风，东曰婴儿风，东南曰弱风。如不防备，就会中邪风得病。

10. 防七伤

一曰，怒伤肝。肝伤则气逆、血少、目暗，甚至吐血及飧泄。

二曰，忧愁或过喜则伤心。心伤则气涣散，苦警喜忌。

三曰，思虑大饱伤脾。脾伤则气结，面黄喜卧。

四曰，形寒，饮冷，过悲，皆伤肺。肺伤上焦不通，营气不布，气短咳嗽。

五曰，久坐湿地，惊恐，重举，皆能伤肾。肾伤则气下气乱、腰痛、厥逆、下冷。

六曰，风雨寒湿伤形。形伤则气收，皮肤枯槁。

七曰，大恚恐惧伤志。志伤则恍惚不乐，忧闷，心神无主。

以上七伤，养生者必须加倍防之，方能使身体保持健康无恙。

11. 注意八损

远唾损气，多睡损神，多汗损血，疾行损筋，善惊损胆，暴喜损阳，醉饱入房损精，竭力劳作损中气。

以上八损，养生者当时时注意。特别是青年人，更应多多注意。（宋书功《古今名人长寿要妙》）

（四）郑集养生经

六维营养：经常补充维生素 A、B_1、B_2、B_6、C、E。

餐饮八律，八有八少：每顿饭八分饱即可，有素有果、有荤有蛋、有奶有茶、有粮有养、少酒少荤、少油少陈、少甜少咸、少懒少撑。

五愿、十和：五愿，即做牛、做梯、做桥、做蚕、做烛。十和，即身和、心和、学和、家和、友和、业和、国和、世和、境和、天和。

五心：把衷心交给国家，把孝心奉给父母，把爱心献给社会，将真心送给朋友，把信心留给自己。

生死辩：有生即有死，生死自然律。彭古八百秋，蜉蝣仅朝夕。寿夭虽各殊，其死则为一。造物巧安排，人无能为力。勿求长生草，世无不死药。只应慎保健，摄生戒偏激。欲寡神自舒，心宽体常适。劳逸应适度，尤宜慎饮食。小病早求医，大病少焦急。来之即安之，自强应自息。皈依自然律，天年当可必。

按：郑集，是著名生物化学家、营养学专家。生于1900年5月，卒于2010年7月，享年111岁。深谙养生之道。

（五）洪昭光话健康

一个中心：以健康为中心。

两个基点：糊涂一点，潇洒一点。

三大作风：助人为乐，知足常乐，自得其乐。

四大基石：合理膳食，适量运动，戒烟限酒，心理平衡。

四个最好：最好的医生是自己，最好的药物是时间，最好的心情是宁静，最好的运动是步行。

健康生活三个平：平常饭菜，平和心态，平均身材。

平常饭菜，一荤一素一菇。

平和心态，乐观是超级保健药。

平均身材，不胖不瘦不堵。

常饮"四君子汤"，一生平安保健康：

"四君子汤"组方为：君子量大，小人气大；君子不争，小人不让；君子和气，小人斗气；君子助人，小人伤人。

坚持三个半分钟、三个半小时：

醒过来不要马上起床，在床上躺半分钟，坐起来后又坐半分钟。两条腿垂在床沿又等半分钟。经过这三个半分钟，脑缺血没有了，心脏不仅很安全，减少了很多不必要的猝死、不必要的心肌梗塞、不必要的脑中风。

三个半小时，就是早上起来运动半小时，打打太极拳，跑跑步，但不能少于3公里，或者进行其他运动，但要因人而异，运动适量。其次，中午睡半小时。这是人体生物钟需要。中午睡半小时，下午上班，精力特别充沛。老年人更是需要补充睡眠。因晚上老年人睡得早，起得早，中午非常需要休息。三是晚上6至7点慢步行走半小时，老年人晚上睡得香。可减少心肌梗塞高血压发病率。

按：洪昭光教授，是国家心血管病科研小组组长，原卫生部首席健康教育专家。

（六）国医大师段富津"三因"说

段富津认为，疗病是为了愈病，养生是为了没病、少病，殊途同归。因此，治病有"三因"，养生亦应有"三因"。

内因，调心为上

《素问·灵兰秘典论》云："心为五脏六腑之大主，主明则下安，主不明则十二官危。"心对五脏六腑的影响，其大也如此。段富津先生认为，日常生活中，难免遇到不顺心的事，此时若不懂得适时调心，必然影响身体健康。

凡高寿之人，必心胸宽广。段富津提出：遇事不怨人，凡事先替别人着想，是保持良好心态的不二法门。

外因，道法自然

段富津认为："最好的养生，就是道法自然，不违背天地四时自然之气。"

《素问·四气调神大论》中详细记载了顺应"春生、夏长、秋收、冬藏"四时之养生方法，而更为重要的，是揭示了阴阳四时为"万物之根本""逆之则灾害生，从之则苛疾不起"的道理。

风、寒、暑、湿、燥、火为"六淫"，是致病的外因。善养生者，当谨慎避之。然而，仅仅"避之"还不够，段富津提出：还应顺应自然，保持自身正气充盈不虚。"《灵枢·百病始生》中说："风雨寒暑不得虚，邪不能独伤人。"即此意。

不内外因，守正和中

不偏，不倚，是谓"正"；无太过，无不及，是谓"中"。内因、外因之外，诸如饮食、起居、劳作等，皆属不内外因，以"守正和中"为要。做到饮食有节，起居有常，劳作适度。

按：宋代医家陈无择首创"三因学说"，以审因论病，效如桴鼓。

（七）善养者，当先除六害

当代国医大师张志远认为，善养生者，当先除六害。《太上老君养生诀》曾云："且夫善养生者，要当先除六害，一者薄名利、二者禁声色、三者廉货财、四者损滋味、五者除佞妄、六者去妒嫉。去此六者，则修身之道无不成耳。"

（八）古人"二十四宜"

"二十四宜"养生法，是先贤们千百年来，在养生实践活动中，不断总结，不断完善而形成的一整套养生方法。是先贤们养生智慧的结晶，也是健康长寿之道。值得今人借鉴。

1. 发宜常梳

清晨用食指梳头 100 次，有明目提神的功效。

2. 面宜常搓

睡醒时两手搓热，从鼻两侧，由下往上，搓到额部，再分开向下，反复 30 次，有醒脑明目的功效。

3. 目宜常运

双目左右缓慢转动 14 次，然后紧闭片刻，突然睁大，有宜保护视力。

4. 耳宜常弹

以两手掌心紧掩耳道，再以食指压中指，轻扣后脑 24 次，可防治头晕耳鸣。

5. 齿宜常叩

先叩后齿 24 次，再叩前齿 24 次，可坚齿固肾。

6. 口宜常闭

每日按时闭口调息，用鼻呼吸，可疏通经络气血。

7. 津宜常咽

闭嘴鼓腮，舌搅口腔，左右 36 次，津液自生，分三四口咽下，可健脾胃，助消化。

8. 心宜常静

排除杂念，静以养心，可调气养神。

9. 肛宜常提

平时有意识提肛门，可防治痔疮、肛裂等疾病。

10. 神宜常存

取坐姿或立姿，闭目，双手叠放于丹田，并意守之，可养神而避免七情所伤。

11. 背宜常暖

保持背部温暖，以免风寒之邪入侵，每天拍打背部 36 次，可预防感冒，固肾强腰。

12. 腹宜常摩

两手搓热相叠，贴肉或隔单衣，掌心以脐为中心，顺时针按摩，划圈由小到大，可顺气消积，治腹胀或便秘。

13. 胸宜常护

经常用手自上而下摩擦胸部，可宽胸理气，防外邪侵袭。

14. 言宜常默

说话不宜过多，多言耗气，缄默养气。

15. 足宜常搓

睡前洗脚后，两手搓热，按摩脚底涌泉穴 100 次，可固肾暖足，有利于睡眠。

16. 肤宜常浴

两手搓热后，搓擦全身皮肤，可使全身气血畅通，舒筋活血。

17. 手宜常搓

双手相互摩擦，掌热腕活，可舒筋活络，并健大脑。

18. 肢体宜常摇

四肢经常活动，可锻炼四肢筋骨，增强体质。

19. 腿宜常拍

通过反复拍打腿部，可疏通筋骨，缓解腿部酸痛。

20. 头宜常摇

活颈顺项，正反上下，头动脑静，可健脑明目。

21. 浊宜常呵

体内浊气要慢慢呼出。有清理浊气、补益脏腑的作用。

22. 舌宜舐腭

舌轻抵上腭，意在使任督两脉相通，从而达到阴阳平衡的目的。

23. 闭口勿言

大小便时，要精神专注，不宜开口呼吸，同时轻轻咬住牙齿，可保住气血，有利于浊气糟粕的排泄。

24. 肢宜常摇

肢宜常活动。这不仅是对四肢筋骨的锻炼，也可通过四肢，促进内脏及全身气血运行，增强体质。

（九）忽思慧：节制饮食，调和喜怒

1. 重视饮食

忽思慧指出，饥前进食，吃得太饱，容易造成过度饱食，易患肥胖症及其他各种慢性病。未渴先饮，已渴则体内缺水严重，易造成饮水过多，而饮水过多则使心肾受害。少餐多食损伤胃肠，又易患肥胖症。

忽思慧认为，早晨一定要吃好早餐，夜晚不可饱食。主张饭后及时漱口。他说："凡食讫温水漱口，令人无齿疾、口臭。"又说："饭后盐刷牙，平日无齿疾。"这些论述，对于护牙固齿和保护口腔清洁卫生来说，至今仍然很有参考价值。饭后或夜晚漱口刷牙，可以及时清除牙缝间的食物残渣，既能保护牙齿，又可防止口臭。漱口水用温水，特别是冬天，更要用温水而不用冷水。这对防止牙齿松动很有好处。可隔三岔五用盐水刷牙，对护牙固齿亦有益处。

2. 起居有常

忽思慧说，凡人坐，必要端坐，使正其心。一个人的仪表风度，也关系到身心健康。立不可久，久立伤骨；坐不可久，久坐伤血；行不可久，久行伤筋；卧不可久，久卧伤气；视不可久，久视伤神。无论站、坐、行走、睡卧、视听，均要掌握时间，适可而止，不可过久，过久则容易招致各种损伤。凡日光射，勿凝视，伤人目。不可凝望烈日，否则强烈的紫外线会灼伤眼睛。夜晚若亮着灯睡卧，脑垂体就难以正常分泌激素，势必降低睡眠质量，影响人体健康。夜晚就寝以前，用温水洗脚，既可温暖四肢，又可使人安眠。

3. 控制情绪

无论喜怒哀乐，均不可太过。忽思慧说：怒不可暴，怒生气疾、恶疮。经常暴怒的人，既会损伤正气，又易生痈疽恶疮。常默，元气不伤；少思，慧烛内光；不怒，百神安畅；不恼，心地清凉。乐不可极，欲不可纵。经常少言语而保持清静，就不会损伤元气；不过度思考问题，则头脑清晰，思维敏捷。不愤怒则精神安宁舒畅，不烦恼则心静自然凉。有可喜可乐之事，绝不狂喜狂乐。一切嗜好，都必须有所节制，切忌任意放纵。倘能这样做，自然有利于身心健康和延年益寿。

古人自幼重视养生，今人平时忽视养生保健，直到年老体衰时才注意摄养，所以收效不大。忽思慧提出，养生保健应从娃娃抓起，不论青少年还是中老年人，都应当高度重视防病健身这一重大问题，绝不可等闲视之。这一观点，对今人养生保健，仍有指导作用。

按：忽思慧是元代蒙古族著名医学家，兼通蒙、汉医学，在元仁宗延佑年间曾出任饮膳太医，悉心研究饮食营养，撰写了我国第一部营养学专著《饮膳正要》，此书虽为营养食疗专著，却有不少关于养生保健精辟的见解。

（十）体质之辨

野鹤按：养生专家把人的体质大致分为九种，每个人的体质不一样，养生的方法就会不一样。因此，养生必须先辨体质，然后根据各自的体质特征，来选择有针对性的养生方法和路径。这一点尤为重要。

1. 阳虚体质

总是手脚发凉，不敢吃凉的东西。性格多沉静、内向。阳虚体质，在日常饮食上，可多吃甘温益气的食物，比如葱、姜、蒜、花椒、韭菜、辣椒、胡椒等。少食生冷寒凉食物，如黄瓜、梨、西瓜等。平时也可以自己按摩气海、足三里、涌泉穴。

2. 阴虚体质

经常感到手脚心发热，面颊潮红，皮肤干燥，口干舌燥，容易失眠，经常大便干结。阴虚体质要多吃甘凉滋润的食物，比如绿豆、冬瓜、芝麻、百合等。少食性温燥烈的食物。中午保持一定的午休时间。避免熬夜、剧烈运动，锻炼时要控制出汗量，及时补充水分。可酌情服用六味地黄丸、杞菊地黄丸。

3. 痰湿体质

最大的特点就是心宽体胖，腹部松软肥胖，皮肤出油、汗多，眼睛水肿，容易困倦。日常饮食要清淡，多食葱、蒜、海藻、海带、冬瓜、萝卜、金橘、芥末等食物，少食肥肉及甜、腻食物。

4. 湿热体质

脸部和鼻尖总是油光发亮，还容易生粉刺、疥疮，一开口就闻到异味，属于湿热体质。这种人容易大便黏不爽，小便赤黄。湿热体质，在饮食上要清淡，多吃甘寒、甘平的食物，如绿豆、空心菜、苋菜、芹菜、黄瓜、冬瓜、西瓜等。少食辛温助热的食物。戒除烟酒，不要熬夜，过于疲累。适合中长跑、游泳、爬山、各种球类、武术等运动。

5. 气郁体质

一般表现为多愁善感，忧郁脆弱，体型偏瘦，常闷闷不乐，无缘无故地叹气，容易心慌失眠。气郁体质可多吃小麦、葱、蒜、海带、海藻、萝卜、金橘、山楂等具有行气、解郁、消食、醒神的食物。睡前避免饮茶、咖啡等提神醒脑的饮料。

6. 气虚体质

一般表现为说话有气无力，经常出虚汗，容易呼吸短促，经常感觉疲乏无力，而且很容易感冒。生病后，抗病能力弱，且难以痊愈。还易患内脏下垂疾患。气虚体质者，日常要多吃具有益气健脾的食物，如黄豆、白扁豆、香菇、大枣、桂圆、蜂蜜等。以柔缓运动、散步、打太极拳等为主，平时可按摩足三里穴。

7. 血瘀体质

面色晦滞，刷牙时牙龈易出血，眼睛常有血丝。皮肤干燥、粗糙，常常出现疼痛，容易烦躁，健忘，性情急躁。血瘀体质可多食黑豆、海带、紫菜、萝卜、山楂、醋、绿茶等具有活血、散结、行气、疏肝解郁作用的食物。少食肥肉，并保持足够的睡眠。

8. 特禀体质

对花粉或食物过敏，要饮食清淡，均衡、粗细搭配适当，荤素搭配合理。少食荞麦、扁豆、蚕豆、牛肉、鹅肉、茄子、浓茶等辛辣食品。可服用玉屏风散、消风散、过敏煎等。

9. 平和体质

是最健康的体质表现，睡眠很好，性格开朗，社会和自然适应能力强。总是被人们看作"身体倍儿棒，吃嘛嘛香"的人群。平和体质日常保养，在饮食上要注意杂，不要吃得过饱，也不能过饥，不吃过冷和过热的食物，少吃油腻。在运动上，年轻人可选择跑步、打球，老年人则适当散步、打太极拳。（慈艳丽《九种体质养生全书》）

（十一）生活中的长寿良方

一些平时看似不重要的生活细节、习惯，都可能影响寿命。日前，美国《about》杂志的长寿专栏载文推荐了六个新的长寿良方：

1. 轮流使用勺子和筷子吃饭

一般来说，每口食物咀嚼15~20次，一顿饭使用时间不少于20分钟，有助消化，避免发胖，还能缓解紧张、焦虑的情绪。所以，不妨尝试在吃饭时用筷子来夹菜，然后放下筷子，再用勺子吃米饭。即使想快也快不起来，保证每口食物，都能充分咀嚼。

2. 喝"粗"点的茶

"粗茶"指的是较粗老的茶叶，尽管又苦又涩，但其中的茶多酚、丹宁含量丰富，既有抗衰老作用，还能调血脂、防止血管硬化、预防心脑血管疾病发生。

3. 中年饮食增鱼减肉

日本长寿专家高居百合子指出，人到中年后摄入鱼的量应为肉的两倍，即假如摄入肉量为30~50克，鱼肉量应为60~100克。

5. 泡个温泉

研究表明，过去20年间，长寿之国冰岛国民的心脏病发病率降低50%。这与他们热衷于温泉有关。常泡温泉，可以预防关节炎、哮喘等慢性病，对各类皮肤病也有显著疗效，还能缓解精神压力。要注意的是，泡温泉要从水温较温和的池水开始浸泡，每次在烫身的池水中浸泡时间，不能超过10分钟，及时让身体露出水面，或离水歇息。

6.“懒”人有懒福

过快的生活节奏、剧烈运动、过度紧张焦虑，都会消耗"生命能量"。不妨偶尔懒一懒，推掉无聊的应酬，推掉已经超出负荷的工作，享受一下生活。

7. 戒掉一个坏习惯

强迫自己不管是吸烟、不锻炼，或吃太多零食，一次只戒掉一个生活坏习惯，并注意起步要小，循序渐进。比如，如果想要养成早起的习惯，那就试着每天早起 10 分钟，而不是 1 小时，为你的坏习惯寻找"替代习惯"。

（十二）几种被看好的降糖食物

野鹤按：糖尿病是人类健康的一大威胁，当今患糖尿病的人越来越多，降糖保健康，成为很多人关心的问题。根据传统中医"药食同源"的观点，"食疗不愈，然后命药"。专家提示，降糖药物固然重要，还必须辅之以食疗。日常饮食物中，有很多具备降糖功能，用之得当，同样可以实现降糖目标，不妨一试。

1. 洋葱

洋葱中所含槲皮酮能抑制血小板凝聚，对抗血栓形成。它还能阻止自由基对动脉血管的损害，使动脉血管内壁光滑，富有弹性。同时，洋葱中含有的前列腺素 A 能扩张血管、降低血液黏度，降低胆固醇和甘油三酯水平。

降糖关键点：洋葱中含有槲皮素能够作用于胰岛 B 细胞，促进胰岛素分泌，帮助维持正常的糖代谢和糖耐量。

2. 山楂

山楂含有三萜类和黄酮类成分，能降低血清胆固醇，是很好的降血脂的食品。而且，山楂含有的黄酮、山楂酸、柠檬酸等物质，具有利尿、扩张血管等作用，从而帮助糖尿病患者降低血压。

降糖关键点：山楂中的山楂酸，可显著对抗肾上腺素以及葡萄糖引起的血糖升高，可增加肝糖原储备但不会影响血糖。

3. 花菜

花菜是含有类黄酮最多的食物之一。类黄酮可以防止感染，还是最好的血管清理剂，能够阻止胆固醇氧化，防止血小板凝结成块，因而减少糖尿病患者发生心脏病与中风的危险。

降糖关键点：花菜中的铬，可以改善糖尿病患者的耐糖量，有助于调节血糖，降低糖尿病患者对胰岛素和降糖药物的需求量。

4. 木耳

木耳是菌类家族成员。作为有名的"血管清道夫"，木耳中所含的腺嘌呤核苷，能降低血小板凝集，防止血栓形成，降低血脂和胆固醇，延缓动脉粥样硬化，有益于防治冠心病与中风。

降糖关键点：木耳中的木耳多糖和膳食纤维，能够修复受损的胰岛细胞，改善胰岛素分泌功能，稳定血糖。

（十三）"九不八平衡"之忠告

九不：衣不过暖，食不过饱，住不过奢，行不过富，劳不过累，逸不过安，喜不过欢，怒不过暴，名不过求。（湖北省中医院涂晋文教授总结）

八平衡：阴阳平衡，营养平衡，动静平衡，心理平衡，机体平衡，起居平衡，环境平衡，平调阴阳。

（十四）中国公民健康素养66条

1. 基本知识和理念

（1）健康不仅仅是没有疾病或虚弱，而是身体、心理和社会适应的完好状态。

（2）每个人都有维护自身和他人健康的责任，健康的生活方式，能够维护和促进自身健康。

（3）健康生活方式主要包括合理膳食、适量运动、戒烟限酒、心理平衡4个方面。

（4）劳逸结合，每天保证7~8小时睡眠。

（5）吸烟和被动吸烟，会导致癌症、心血管疾病、呼吸系统疾病等多种疾病。

（6）戒烟越早越好，什么时候戒烟，都为时不晚。

（7）保健食品不能代替药品。

（8）环境与健康息息相关，保护环境能促进健康。

（9）献血助人利己，提倡无偿献血。

（10）成人的正常血压为收缩压低于 140 毫米汞柱，舒张压低于 90 毫米汞柱；腋下体温 36℃～37℃；平静呼吸 16～20 次/分；脉搏 60～100 次/分。

（11）避免不必要的注射和输液，注射时必须做到一人一针一管。

（12）从事有毒、有害工种的劳动者，享有职业保护的权利。

（13）接种疫苗是预防一些传染病最有效、最经济的措施。

（14）肺结核主要通过病人咳嗽、打喷嚏、大声说话等产生的飞沫传播。

（15）出现咳嗽、咳痰 2 周以上，或痰中带血，应及时检查是否得了肺结核。

（16）坚持正规治疗，绝大部分肺结核病人能够治愈。

（17）艾滋病、乙肝和丙肝通过性接触、血液和母婴 3 种途径传播，日常生活和工作接触不会传播。

（18）蚊子、苍蝇、老鼠、蟑螂等会传播疾病。

（19）异常肿块、腔肠出血、体重骤然减轻，是癌症重要的早期报警信号。

（20）遇到呼吸、心跳骤停的伤病员，可通过人工呼吸和胸外心脏按压急救。

（21）应该重视和维护心理健康，遇到心理问题时应主动寻求帮助。

（22）每个人都应当关爱、帮助、不歧视病残人员。

（23）在流感流行季节前，接种流感疫苗可减少患流感的机会或减轻流感的症状。

（24）妥善存放农药和药品等有毒物品，谨防儿童接触。

（25）发生创伤性出血，尤其是大出血时，应立即包扎止血；对骨折的伤员不应轻易搬动。

2. 健康生活方式与行为

（26）勤洗手、常洗澡，不共用毛巾和洗漱用具。

（27）每天刷牙，饭后漱口。

（28）咳嗽、打喷嚏时遮掩口鼻，不随地吐痰。

（29）不在公共场所吸烟，尊重不吸烟者免于被动吸烟的权利。

（30）少饮酒，不酗酒。

（31）不滥用镇静催眠药和镇痛剂等成瘾性药物。

（32）拒绝毒品。

（33）使用卫生厕所，管理好人畜粪便。

（34）讲究饮水卫生，注意饮水安全。

（35）经常开窗通风。

（36）膳食应以谷类为主，多吃蔬菜水果和薯类，注意荤素搭配。

（37）经常食用奶类、豆类及其制品。

（38）膳食要清淡少盐。

（39）保持正常体重，避免超重与肥胖。

（40）生病后要及时就诊，配合医生治疗，按照医嘱用药。

（41）不滥用抗生素。

（42）饭菜要做熟；生吃蔬菜水果要洗净。

（43）生、熟食品要分开存放和加工。

（44）不吃变质、超过保质期的食品。

（45）妇女怀孕后及时去医院体检，孕期体检至少5次，住院分娩。

（46）孩子出生后应尽早开始母乳喂养，6个月后合理添加辅食。

（47）儿童青少年应培养良好的用眼习惯，预防近视的发生和发展。

（48）劳动者要了解工作岗位存在的危害因素，遵守操作规程，注意个人防护，养成良好习惯。

（49）孩子出生后要按照计划免疫程序进行预防接种。

（50）正确使用安全套，可以减少感染艾滋病、性病的危险。

（51）发现病死禽畜要报告，不加工、不食用病死禽畜。

（52）家养犬应接种狂犬病疫苗。人被犬、猫抓伤、咬伤后，应立即冲洗伤口，并尽快注射抗血清和狂犬病疫苗。

（53）在血吸虫病疫区，应尽量避免接触疫水。接触疫水后，应及时进行预防性服药。

（54）食用合格碘盐，预防碘缺乏病。

（55）每年做一次健康体检。

（56）系安全带（或戴头盔）、不超速、不酒后驾车能有效减少道路交通伤害。

（57）避免儿童接近危险水域，预防溺水。

（58）安全存放农药，依照说明书使用农药。

（59）冬季取暖注意通风，谨防煤气中毒。

3. 基本技能

（60）需要紧急医疗救助时拨打120急救电话。

（61）能看懂食品、药品、化妆品、保健品的标签和说明书。

（62）会测量腋下体温。

（63）会测量脉搏。

（64）会识别常见的危险标志，如高压、易燃、易爆、剧毒、放射性、生物安全等，远离危险物。

（65）抢救触电者时，不直接接触触电者身体，会首先切断电源。

（66）发生火灾时，会隔离烟雾、用湿毛巾捂住口鼻、低姿逃生。会拨打火警电话119。

七、妙语箴言

这里所说的妙语，是古代先贤、名家的一些醒世的养生语录。所辑录的箴言，则是开启人们养生智慧警句格言。这些妙语箴言，大都蕴含着传统的人文道德精神、养生观念和养生原则。同时，也提供了一些养生的路径和方法。其言亦简，其意亦深，对于人们正确养生，有着十分重要的指导意义。

（一）经典语录

"养生先养德。"（《礼记》）

"富润屋，德润身。"（《大学》）

"大德必得其寿。"（《中庸》）

老子曰："持而盈之，不如其已；揣而锐之，不可常保。金玉满堂，莫之能守；富贵而骄，自遗其咎。功成名遂身退，天之道。"（《道德经》）

按：既盈且满，不如罢手。即便尖利锋芒的东西，也难长久保持。纵有金玉满堂，有谁能守得住？因富贵而骄恃者，都是自寻苦恼。成功成名而知退，是谓天道。

老子曰："见素抱朴，少私寡欲。"（《老子》）意思是要外表单纯，内心质朴，少私心，寡欲念。

按：道家养生，主张在保持外在朴素的同时，也要保持内心的质朴，减少私心杂念，节制欲望，使内外一致，精神得以保养而长寿。

老子曰："我有三宝，持而保之：一曰慈（仁慈爱百姓若赤子），二曰俭，三曰不敢为天下先（谓谦退，不争功抢先）。慈，故能勇（勇于忠孝）；俭，故能广（节俭，所以能日用宽广）；不敢为天下先，故能成器长（谓得道做首长）。今舍慈且勇（舍去仁慈而求勇武），舍俭且广（舍节俭但求奢泰），舍后且先（舍其后已，但求人先），死矣（结果只有死亡）。"（《道德经》）

老子曰："天长地久，天地所以长且久，以其不自生（生存不为己），故能长生。是以圣人后其身（把自己放在最后，即不贪取）而身先（反而比别人长寿），外其身而身存（把自身置之度外，生命反得生存）。非以其无私耶（不正是由于他不自私吗）？故能成其私（反而达到自私的目的。按：自私指长寿）。"（《道德经》）

老子曰："人法地，地法天，天法道，道法自然。"

注：人以地为法则，地以天为法则，天以道为法则，道以它自己的样子为法则。

孔子曰："仁者寿。"又曰："不息则久。"

注：仁者外无贪，内清静，所以长寿。效法天的自强不息精神，生命就会长久。

孔子曰："人有三死，而非其命也，已取之也。"指出："夫寝处不适，饮食不节，劳逸过度者。"他提倡三戒："少之时，血气未定，戒之在色；及其壮也，血气方刚，戒之在斗；及其老也，血气既衰，戒之在得。"

注：色则伤精，斗则伤形，得则耗神。

庄子曰："全性保真，不可伤生害性。"又曰："静则无为，无为则俞俞（愉快貌）。俞俞者，忧患不能处，年寿长矣。"又曰："至道之精，窈窈冥冥；至道之极，昏昏默默，无视无听，抱神以静，形将自正，必静必清，无劳汝形，无摇汝精，乃可以长生。目无所见，耳无所闻，汝神将守形，形乃长生。……天地有官，阴阳有藏，慎守汝身，物将自壮，我守其一，以处其和。"

管子曰："有气则生，无气则死，生者以其气。"又曰："得之必生，失之必死也，何也？唯气。"

《吕氏春秋》曰："生则谨养，谨养之道，养心为贵。"

子华子曰："营卫之行，无失厥常，六腑化谷，津液布扬，故能长久而不敝。流水之不腐，以其游故也；户枢之不蠹，以其运故也。是以精上则滞，神昏则伏，魂拘则沉，魄散则耗，心忕则惑，志郁则陷，意营则罔，思涩则殆，虑殚则蒙，智碍则愚，故所谓持者，持此者也，所谓养者，养此者也。"

淮南子曰："吹呴呼吸，吐故纳新。"又曰："夫精神气志者，静则日充者以壮，躁则日耗者以老。"又曰："眼者，神之牖。人多视则神耗，务须时时闭目以养神。"

《汉书东方朔传》曰："乐太胜则阳溢，哀太甚则阴损。"

　　诸葛亮《诫子书》曰："静以修身，俭以养德。非淡泊无以明志，非宁静无以致远。"

　　曹操《龟虽寿》句："盈缩之期，不独在天；养怡之福，可得永年。"

　　晋代葛洪《抱朴子》曰："弘道养正。"又曰："是以养生之方，唾不及远，行不疾步；耳不极听，目不久视；坐不至久，卧不极疲；先寒后衣，先热后解；不欲极饥而食，食不过饱；不欲极渴而饮，饮不过多。"

　　晋代张华《博物志》曰："体欲常劳无过度，食去肥浓，节酸咸，减思虑，损喜怒，除弛逐，慎房室，春夏泄泻，秋冬闭藏。"

　　陶弘景曰："神者，精也。保精则神明，神明则长生。"

　　《养性延命录》载："能动能静，所以长生。能中和者，必久寿也。"又曰："五谷充肌体而不能益寿，百药疗疾延年而不能甘口。充饥甘口者，俗人之所珍；苦口延年者，道士之所宝。"

　　《金匮》曰："秋首养阳，春首养阴，阳无外闭，阴无外侵。……水火相济，上下相寻，人能寻此，永不湮沉，此之谓也。"

　　白居易曰："自静其心延寿命，无求于物养精神。"

　　苏轼《养生篇》："软蒸饭，烂煮肉。温羹汤，厚毡褥。少饮酒，惺惺宿。缓缓行，双拳曲。虚其心，实其腹。丧其耳，忘其目。久久行，金丹寿。"又曰："善养生者，慎起居，节饮食，导引关节，吐故纳新。"

　　范仲淹《岳阳楼记》："不以物喜，不以己悲。"

　　欧阳修曰："以自然之道，养自然之身。"

唐慎微曰："保养之义，其理万计，约而言之，其术有三：一养神，二惜气，三堤①疾。"

"酒多，血气皆乱；味薄，神魂自安。夜漱，却胜朝漱；暮餐，不若早餐。耳鸣，只须补肾；目暗，必须治肝。节饮，自然健脾；少思，必定神安。汗出，莫当风立；腹空，莫放茶穿。"

《寿世保元》曰："欲而强，元精去，六神离，元气散，戒之！"又曰："恣口腹之欲，极滋美之味，穷欲食之乐，虽肌体充腴，容色悦泽，而酷烈之气，内蚀脏腑，精神虚矣，安能保合太和，以臻遐龄？"

邵康节曰："爽口物多终致病，快心事过必为殃。"

李时珍曰："酒，少饮则活血行气，壮神御寒，消愁遣兴。痛饮则伤神耗血，损胃亡精，生痰动火。……酒后饮茶伤肾脏，腰脚坠重，膀胱冷病，兼患痰饮水肿，消渴挛痛之疾。"

万密斋曰："欲不可纵，纵欲成灾；乐不可极，乐极生哀。可谓知养生矣。"又曰："俭视养神，俭听养虚，俭言养气，俭欲养精。"

张介宾曰："善养生者，必保其精。精盈则气盛，气盛则神全，神全则身健，身健则病少。神气坚强，老而益壮，皆本乎精也。广成子曰：必静必清，无劳女形，无摇尔精，乃可以长生。"

《红炉点雪》载："绝戒暴怒，最远房室，更慎起居，尤忌忧郁，节调饮食，毋以我言，虚伪无益，一或失调，噬脐何及。"

---

① 堤：防。

《寿世青编·养心说》载："未事不可先迎，遇事不可过忧，既事不可留住，听其自来，应以自然，任其自去，念惕恐惧，好乐忧患，皆得其正……此养心之法也。"

《太平御览》曰："道者，气也，宝气则道长存。秘者，精也，宝精则神长生。"

虚斋云："食服常温，四体皆春；心气常顺，百病自遁。"

《西山记》曰："人之真气，大运随天；元气，小运随日。子肾，午心，卯肝，酉肺。故坐子午，取水火交也。"

孙思邈曰："故养性必先知其慎也。慎以畏为本，士无畏，则简仁义；子无畏，则忘孝；父无畏，则废慈；忧于身者，不拘于人；畏于己者，不制于彼；慎于小者，不惧于大；戒于近者，不悔于远。"

《道院集》曰："冬则朝勿饥，夏则夜勿饱。早起不在鸡鸣前，晚起不过日出后。"又曰："故摄生者，先除六害：一曰薄名利，二曰禁声色，三曰廉货财，四曰损滋味，五曰屏虚妄，六曰除嫉妒。六者若存，真经空念，不能挽其衰朽矣。"

庄子曰："人之可畏者，衽席饮食之间为最，而不知预为之戒也，过也。若能常自谨畏，病疾何由而起？寿考焉得不长？贤者造形而悟，愚者临病不知，诚可畏也。"

《医钞类编》曰："养心则神凝，神凝则气聚，气聚则形全，若日逐攘扰烦，神不守舍，则易于衰老。"

《太上老君养生诀》载；"且夫善摄生，要先除六害，然后可以保命延年。何者是也？一者薄名利，二者禁声色，三者廉货财，四者损滋味，五者除佞妄，六者去妒忌。"

明末汪绮石《理虚元鉴》曰："治虚有三本，肺脾肾是也。肺为五脏之天，脾为百骸之母，肾为性命之根。"

又曰："其在荡而不敢收者，宜节嗜欲以养精；在滞而不化者，宜节烦恼以养神；在激而不平者，宜节忿怒以养肝；在躁而不静者，宜节辛勤以养力；在琐屑而不坦夷者，宜节思虑以养心；在慈悲而不解脱者，宜节悲哀以养肺。"

又曰："春防风，又防寒；夏防暑热，又防因暑取凉；长夏防湿；秋防燥；冬防寒又防风。"

清代徐灵胎曰："形神俱全，则尽善以终养天年。"

《医学心悟·保生四要》载："保生四要：一曰节饮食，二曰慎风寒，三曰惜精神，四曰戒嗔怒。"

《围炉夜话》载："守身必谨严，凡足以戕吾身者，宜戒之。养须淡泊，凡足以累我心者，勿为也。"

清代梁章钜曰："养心无别法，只寡言、少食、息怒数般。"

清代冯兆张曰："忍三分寒，吃七分饱。频揉腹，少洗澡。吃热、吃软、吃少，则不病。吃冷、吃硬、吃多则生病。"

清代程林曰："伤脏多起于七情，伤腑多因于饮食。……'慎言语，节饮食'。夫惩忿则木和①，窒欲则水滋②，慎言则金息③，节食则土不劳④。四者全，神明亦无不调矣，养

---

① 木和：肝气条达柔和。
② 水滋：肾阴（肾精）充足。
③ 金息：肺气清肃。
④ 土不劳：不劳伤脾胃。

德之道，养生亦在其中。离德虽言养生，生何繇①养？"

袁枚曰："无求便是安身法，不饱真为却病方。"

郑板桥曰："青菜萝卜糙米饭，瓦壶井水菊花茶。"

顾光旭曰："万事莫如为善乐，百花争比读书香。"

净空法师曰："大怒不怒，大喜不喜，大悲不悲，可以养心。"

（二）朱丹溪之二箴

野鹤按：朱丹溪，金元时期著名医家，为金元四大家之一，也是养生家。《饮食箴》和《色欲箴》，是他诸多养生理论的一部分。饮食男女，人之大欲。这是养生的两个至为重要的方面。朱丹溪所撰《饮食箴》和《色欲箴》，强调养生关键在于节饮食、戒色欲。他认为，纵口恣食伤身致病，安于淡薄饮食，则身康体健，饮食要有节制。贪恋女色，恣情纵欲，残害身体，危及家庭。因此，要收心寡欲。其实，养生之难也就在饮食男女，我们当以这两则"箴言"为鉴。

"传曰：'饮食男女，人之大欲存焉。'予每思之，男女之欲，所关甚大，饮食之欲，于身尤切，世之沦胥陷溺于其中者，盖有少矣。苟志于道，必先于此究心焉。因作饮食色欲二箴箴，以示弟侄，并告同志云。"

"人身之贵，父母遗体，为口伤身，滔滔皆是。人有此

---

① 繇：通"由"。

身，饥渴洊兴，乃作饮食，以逐其生。眷彼昧者，因纵口味，五味之过，疾病蜂起。病病生也，其机甚微，馋涎所牵，忽而不思。病之成也，饮食俱废，忧贻父母，医祷百计。山野贫贱，淡薄是谙，动作不衰，此身亦安。均气同体，我独多病，悔悟一萌，尘开镜净。曰即饮食，易之象辞，养小失大，孟子所讥。口能致病，亦败尔德，守口如瓶，服之无斁[①]。"

"惟人之生，与天地参，坤道成女，乾道成男，配为夫妇，生育攸寄，气血方刚，惟其时矣。成之以礼，接之以时，父子之亲，其要在兹。眷彼昧者，苟情纵欲，惟恐不及，济以燥毒，气阳血阴，人身之神，阴平阳秘，我体长春。气血几何，而不自惜，我之所生，翻为我贼。女之耽兮，其欲实多，闺房之肃，门庭之和。士之耽兮，其家自废，既丧厥德，此身亦瘁，远彼帷幕，放心乃收，饮食甘美，身安病瘳。"

（三）金缨《格言联璧·摄生》

野鹤按：清代金缨《格言联璧》一书，"以金科玉律之言，作暮鼓晨钟之警"，言简意深，历来被读书人奉为修身之要术、养性之警语，而必携之，必读之。该书分为十篇，其中《摄生》一篇，专论养生。篇幅不大，文字不多，但道理深刻，论述精辟，对于世人既是警醒，也是劝诫，堪称修

---

① 斁（yì）：厌弃。

身养性、趋吉避凶、益寿延年的良方。

金缨曰:"慎风寒,节饮食,是从吾身上却病法。寡嗜欲,戒烦恼,是从吾心上却病法。"

注:养生以养心为主,而养心又在凝神。神凝则气聚,气聚则神全。若日逐劳扰忧烦,神不守舍,则易至衰老,且百病从此生矣。一收视返听,凝神于太虚,无一毫杂思妄念,神入气中,气与神合,则气息自定,神明自来,不过片晌间耳。

"少思虑以养心气,寡色欲以养肾气,勿妄动以养骨气,戒嗔怒以养肝气,薄滋味以养胃气,省言语以养神气,多读书以养胆气,顺时令以养元气。"

注:凡人元气已索,而血肉未溃,饮食起居,不甚觉也。一旦外邪袭之,溘然死矣。不怕千日怕一旦,一旦者,千日之积也。千日可为,一旦不可为矣。故慎于千日,正以防其一日耳。

"忧愁则气结,忿怒则气逆,恐惧则气陷,拘迫则气郁,急遽则气耗。"

注:是惟心平气和,斯为载道之器。

"行欲徐而稳,立欲定而恭,坐欲端而正,声欲低而和。"

注:善养气者,常于动中习静,使此身常在太和元气中,久久自有圣贤气象。

"心神欲静，骨力欲动。胸怀欲开，筋骸欲硬。脊梁欲直，肠胃欲净。舌端欲卷，脚跟欲定。耳目欲清，精魂欲正。"

译曰：心灵要静，骨骼要动，心胸开阔，筋骨要硬，脊骨要直，肠胃要净，舌要微卷，脚跟要定，耳目清明，精神要正。

"多静坐以收心，寡酒色以清心，去嗜欲以养心，玩古训以警心，悟至理以明心。"

译曰：常静坐以收心，少酒色以清心，省嗜好以养心，鉴古训以警惕，悟道理以明心。

"宠辱不惊，肝木自宁。动静以敬，心火自定。饮食有节，脾土不泄。调息寡言，肺金自全。恬淡寡欲，肾水自足。"

译曰：宠辱不惊则肝宁，动静皆诚敬则心定，饮食有节制脾不病，调整呼吸少说话则保肺，平淡少欲则肾水足。

"道生于安静，德生于卑退，福生于清俭，命生于和畅。"

注：道生于安静，德见于谦让，福生于清俭，命生于平和。

"天地不可一日无和气，人心不可一日无喜神。"

注：人常和悦，则心气恬而五脏安，昔人所谓养欢喜神。……每日胸中一团太和之气，病从何生？

"拙字可以寡过，缓字可以免悔，退字可以远祸，苟字可以养福，静字可以益寿。"

译曰：　"拙"可使人少过错，"缓"可使人免后悔，"退"可远离灾祸，"苟"可使人养福，"静"可使人长寿。

"毋以妄心戕真心，勿以客气伤元气。"

译曰：不要以虚妄的心戕害自己的本心，不要因外在的因素伤害了自身。

"拂意处要遣得过，清苦日要守得过，非理来要受得过，忿怒时要耐得过，嗜欲生要忍得过。"

注：无故而以非理相加，其中必有气恃。小不忍，祸立至矣。销铄人莫如忿与欲，欲动水渗，怒其火炎，故须忍耐，则心火下降，肾水下滋。此吾儒坎离交济功法，何必仙家。

"言语知节，则愆尤少。举动知节，则悔吝少。爱慕知节，则营求少。欢乐知节，则祸败少。饮食知节，则疾病少。"

译曰：说话有分寸则少得罪人，行为有节制则少悔恨，爱慕有节制则要求少，快乐有节制则祸败少，饮食有节制则疾病少。

"人知言语足以彰吾德，而不知慎言语乃所以养吾德。人知饮食足以益吾身，而不知节饮食乃所以养吾身。"

译曰：人都知道说话可以显示自己的优点，但不知说话谨慎可以培养德性；人都知道饮食可以有益生命，却不知道节制饮食可以养生。

"闹时炼心，静时养心，坐时守心，行时验心，言时省心，动时制心。"

译曰：热闹的场合锻炼心境，安静时养心，坐时守心，行动时考验心灵，说话时省心，行动时制心。

"荣枯倚伏，寸田①自开惠逆，何须历问塞翁？修短参差，四体自造彭殇②，似难专咎司命！"

译曰：荣枯相互依存，祸福都由心生，何必去问塞上的老人？寿命长短不同，长寿或夭折由自身决定，无法归咎于命运。

"节欲以驱二竖③，修身以屈三彭④，安贫以听五鬼⑤，息机以弭六贼⑥。"

译曰：节制欲念，修养身心，安贫乐道，摒除机巧，都

---

① 寸田：道家指心为心田，心位于胸中方寸之地，古称寸田。

② 彭殇：犹言寿夭。彭，彭祖，古之长寿者。殇，未成年而死。《庄子·齐物论》："莫寿于殇子，而彭祖为夭。"

③ 二竖：指病魔。

④ 三彭：道家用语，即三尸。传说三尸姓彭，常居人身中，伺察功罪。

⑤ 五鬼：唐韩愈《送穷文》称穷鬼为五：智穷、学穷、文穷、命穷、交穷。后来以此比喻不顺利。

⑥ 六贼：佛教用语。佛经称色、声、香、味、触、法六者为尘。六尘与六根相接，而产生种种嗜欲，导致种种烦恼，叫六贼。

是驱逐病魔和不幸的良方。

"衰后罪孽，都是盛时作的；老来疾病，都是壮年招的。"

译曰：衰败的恶果，都是因强盛时不知修持而积累来的；人老后的疾病，都因年轻时不知养生而落下的。

"败德之事非一，而酗酒者德必败；伤生之事非一，而好色者生必伤。"

译曰：败坏德行的行为有许多，而酗酒必定败德；伤害生命的行为也有许多，而好色必定伤生。

"木有根必荣，根坏则枯。鱼有水则活，水涸则死。灯有膏则明，膏尽则灭。人有真情，保之则寿，戕之则夭。"

注：冬至一阳生，夏至一阴生。其气甚微，如草木萌生，易于伤伐。倘犯色戒，则来年精神必疲惫。故色欲不节，四时皆伤人，惟二至之前后半月，尤必以绝欲为第一义也。

八、诗歌民谚

　　诗以言志，歌为心声。诗歌是一种很好的情感表达形式，而以诗歌来阐述养生道理和方法，这是古人的一个创造。我们可以通过吟唱，加深记忆，达到轻松养生，快乐养生，予养生于乐。这无不是一种精神享受。

　　民谚，是人们在生活中的经验总结，流传在民间。而养生民谚，则是通过一些司空见惯的日常生活小事，提炼出来的一些养生验方，看似简单，但很有实用价值。可以说，小验方，大智慧，相信对于我们养生，会有助益。

（一）摄生诗句

龟虽寿

曹　操

神龟虽寿，犹有竟时。
腾蛇乘雾，终为土灰。
老骥伏枥，志在千里。
烈士暮年，壮心不已。
盈缩之期，不但在天。

养怡之福，可得永年。

赠卢少尹

白居易

老诲①心不乱，庄诫②形勿劳。
生命既可保，死籍亦可逃。
嘉肴与旨酒，信是腐肠膏。
艳声与丽色，真为伐性刀。
补养在积功，如裘集众毛。
将欲致千里，可得差一毫。

晨 兴

白居易

起坐兀无思，叩齿三十六。
何以解素斋，一杯云母粥。

逸 老

白居易

白日浸浸下，青天高浩浩。
人生在其中，适时即为好。

---

① 老诲：老子教诲
② 庄诫：庄子告诫。

万密斋二首

（一）

二八佳人体如酥，腰间伏剑斩愚夫。

分明不见人头落，暗里教君髓骨枯。

（二）

杜仲苁蓉巴戟天，茴香故纸及青盐。

猪羊腰子烧来服，八十公公似少年。

食粥诗

陆　游

世人个个学长年，不悟长年在目前。

我得宛丘平易法，只将食粥致神仙。

注：古人认为，"世间第一补人之物乃粥也"。粥由谷类煮烂而成，气味轻清，容易消化。"粥能益人，老人尤宜。"粥俱有益气生津、补充营养、抗衰延寿的功能。还提倡药粥养生，如山药粥能够健脾胃，枸杞粥可以养肝明目。

摄　养

龚廷贤

惜气存精更养神，少思寡欲勿劳心。

食惟半饱无兼味，酒至三分莫过频。

每把戏言多取笑，常含乐意莫生嗔。

炎热变诈都休问，任我逍遥过百春。

（二）摄生歌谣

孙真人卫生歌

孙思邈

天地之间人为贵，手象天兮足象地。

父母遗体能保之，洪范五福寿为最。

卫生切要知三戒，大怒大欲并大醉。

三者若还有一焉，须防损失真元气。

欲求长生须戒性，火不出兮心自定。

木还去火不成灰，人能戒性还延命。

贪欲无穷忘却精，用心不已失元神。

劳形散尽中和气，更仗何因保此身。

心若太费费则劳，形若太劳劳则怯。

神若太伤伤则虚，气若太损损则绝。

世人若识卫生道，喜乐有常嗔怒少。

心诚意正思虑除，顺理修身去烦恼。

春嘘明目夏呵心，夏呬冬吹肺自宁。

四季常呼脾化食，三焦嘻出热难停。

发宜多梳气宜炼，齿宜数叩津宜咽。

子欲不死修昆仑，双手揩摩常在面。

春月少酸宜食甘，冬月宜苦不宜咸。

夏月增辛聊减苦，秋来辛减少加酸。

冬月大寒甘略戒，自然五脏保平安。

若能全减身健康，滋味能调少病缠。
春寒莫使绵衣薄，夏月汗多须换著。
秋令觉冷渐加添，莫待疾生才入药。
唯有夏月难调理，伏阴在内忌冰水。
瓜桃生冷宜少餐，免至秋来生疟痢。
心旺肾衰色宜避。养精固肾当节制。
常令肾实不空虚，日食须知忌油腻。
太饱伤神饥伤胃，太渴伤血多伤气。
饥餐渴饮莫太过，免至膨胀损心肺。
醉后强饮饱强食，去此二者不生疾。
人资饮食以养生，去其甚者自安逸。
食后徐行百步多，手摩脘腹食消磨。
夜半灵根灌清水，丹田浊气切须呵。
饮酒可以陶情性，剧饮过多防百病。
肺为华盖倘受伤，咳嗽劳神能伤命。
慎勿将盐去点茶，分明引贼入人家。
下焦虚冷令人瘦，伤肾伤脾防风加。
坐卧防风吹脑后，脑后受风人不寿。
更兼醉饱卧风中，风入五内成灾咎。
雁有序兮犬有义，黑鱼朝北知臣礼。
人无礼义反食之，天地鬼神俱不喜。
养体须当节五辛，五辛不节反伤身。
莫教引动虚阳发，精竭容枯百病侵。
不问在家并在外，若遇迅雷风雨大。
急宜端肃畏天威，静坐澄心须谨戒。
恩爱牵缠不自由，利名萦绊几时休。

放宽些子留余福，免致中年早白头。
顶天立地非容易，饱食暖衣宁不愧。
思量难报罔极恩，朝夕焚香拜天地。
身要寿永事如何，胸次平夷积善多。
惜命惜身更惜气，请君熟玩卫生歌。

养心歌

得岁月，延岁月。得欢悦，且欢悦。
万事乘除总在天，何必愁肠千万结？
放心宽，莫胆窄，古今兴废言可彻。
金谷繁华眼里尘，淮阴事业锋头血。
陶潜篱畔菊花黄，范蠡湖边芦花白。
临潼会上胆气雄，丹阳县里箫声绝。
时来顽铁有光辉，运去良金无艳色。
逍遥且学圣贤心，到此方知滋味别。
粗衣淡饭足家常，养得一生一世拙。

真西山先生卫生歌

万物惟人为最贵，百岁光阴如旅寄。
自非留意修养中，未免病苦为心累。
何必餐霞饵大药，妄意延年等龟鹤。
但于饮食嗜欲间，去其甚者即安乐。
食后徐徐行百步，两手摩胁并腹肚。
须臾转手摩肾堂，谓之运动水与土。
仰面仍呵三四呵，自然食毒气消磨。

醉眠饱卧俱无益，渴饮饥餐犹戒多。
食不欲粗并欲速，宁可少餐相接续。
若教一饱顿充肠，损气损脾非是福。
生食黏腻筋韧物，自死禽兽勿可食。
馒头闭气不相和，生冷偏招脾胃疾。
炸酱胎卵兼油腻，陈臭腌藏皆阴类。
老年切莫喜食之，是借寇兵无以异。
炙煿之物须冷食，不然损齿伤血脉。
晚食常宜申酉时，向夜须防滞胸膈。
饮酒莫教饮大醉，大醉伤神损心志。
酒渴饮水并吃茶，腰脚自兹成重坠。
尝闻避风如避箭，坐卧须教预防患。
况因饮后毛孔开，风才一入成瘫痪。
不问四时俱暖酒，大热又须难向口。
五味偏多不益人，恐随肺腑成殃咎。
视听行藏不必久，五劳七伤从此有。
四肢亦欲常小劳，譬如户枢终不朽。
卧不厌缩觉贵舒，饱则入浴饥则梳，
梳多欲少益心目，默寝暗眠神晏如。
四时惟夏难将摄，伏阴在内腹冷滑。
补肾汤药不可无，食肉稍冷休哺啜。
心旺肾衰何所忌？特忌疏通泄精气。
卧处尤宜绵密间，宴居静虑和心意。
沐浴盥漱皆暖水，卧冷枕凉皆勿喜。
瓜茄生菜不宜食，岂独秋来多疟痢？
伏阳在内三冬月，切忌汗多阳气泄。

阴雾之中勿远行，暴雨震雷宜远避。
道家更有颐生旨，第一令人少嗔恚。
秋冬日出始求衣，春夏鸡鸣宜早起。
夜后昼前睡觉来，瞑目叩齿二七回。
吸新吐故无令缓，咽漱玉泉还养胎。
摩热手心熨两眼，仍更揩擦额与面。
中指时将摩鼻频，左右耳眼摩数遍。
更能干浴遍身间，按胜暗须扭两肩。
纵有风劳诸冷气，何忧腰背复拘挛。
嘘呵呼吸吹及呬，行气之人分六字。
果能依用力其间，断然百病皆可治。
情欲虽云属少年，稍知节养自无愆。
固精莫妄伤神气，莫使苞羽火中燃。
有能操履长方正，于名无贪利无竞。
纵向邪魔路上行，百行周身自无病。

祛病歌

人或生来血气弱，不会快乐疾病作。
病一作，心一乐，病都祛。
心病还须心病医，心不快乐空服药。
且来唱我快乐歌，便是长生不老药。

十叟长寿歌

昔有行路人，海滨逢十叟。
年皆百余岁，精神加倍有。

诚心前拜求，何以得高寿？

一叟捻须曰，我弗嗜烟酒。（戒烟忌酒）

二叟笑莞尔，淡泊甘蔬糗。（清淡素食）

三叟整衣袖，服劳自动手。（勤于劳动）

四叟柱木杖，安步当车久。（以步当车）

五叟摩巨鼻，清气通窗牖。（空气流通）

六叟抚赤颊，沐日令颜黝。（沐浴日光）

七叟稳回旋，太极朝朝走。（练太极拳）

八叟理短鬓，早起亦早休。（早睡早起）

九叟颔首频，未作私利求。（排除私念）

十叟轩双眉，坦坦无忧愁。（开朗乐观）

善哉十叟辞，妙诀一一剖。

若能遵以行，定卜登高寿。

宽心谣

赵朴初[1]

日出东海落西山，愁也一天，喜也一天。

遇事不钻牛角尖，人也舒坦，心也舒坦。

每天领取谋生钱，多也喜欢，少也喜欢。

少荤多素日三餐，粗也香甜，细也香甜。

新旧衣服不挑拣，好也御寒，赖也御寒。

常与知己聊聊天，古也谈谈，今也谈谈。

全家老少互慰勉，穷也相安，富也相安。

---

[1] 赵朴初（1907~2000），享年93岁，中国民主促进会创始人之一，卓越的佛教领袖、杰出的书法家、著名的社会活动家与伟大的爱国主义者。

早晚操劳多锻炼，忙也乐观，闲也乐观。

心宽体健养天年，不是神仙，胜过神仙。

养生歌谣

俞平伯①

愉快劳动精神好，足够休息保护脑。

长期锻炼强身体，适当娱乐不烦恼。

节制饮食慎起居，讲究卫生身体好。

风烛残年成过去，精神百倍腾云霄。

洪昭光诗歌

长寿诗

天天三笑容颜俏，七八分饱人不老。

相逢借问留春术，淡泊宁静比药好。

第二春之歌

半生戎马匆匆，半生悠悠从容。

半百人生如烟，半亩桑田随缘。

半客半友谈笑间，半醉半饱常忘年。

半歇半工半悠闲，半人半佛半神仙。

半半歌乐无穷，半半随和永年。

---

① 俞平伯（1900~1990），当代著名红学家。享年90岁。

一日养生歌

一次大便成习惯，二次睡眠保神安。

三顿饭菜好饱少，四次小便防憋忍。

五点半时吃晚餐，六种蔬菜杂粮鲜。

七点新闻必须看，八次饮水一千三。

九酒限量要禁烟，十点睡觉不过晚。

一日养生十字歌，人人遵循保康健。

二十四节气养生歌

野鹤按：《节气养生四季歌》根据不同的季节，提出不同的养生方法。前面有诗文举要，后面有提示解说，一目了然，贴近人们生活实际，系统而又全面。

一年二十四个节气，人的身体随着季节的变化而变化。只要我们顺天应时，适时而养，定能收到养生的功效。

春季篇

春为四时之首，万象更新之始。其中有立春、雨水、惊蛰、春分、清明、谷雨六个节气。

立 春

微风渐暖意渐困，劝君常把懒腰伸。

疏肝调经气血畅，吐故纳新肺亦清。

养生提示：立春是二十四节气之首。立春后的养生，要注意养肝。因春在五行属木，与肝相应，充分地伸懒腰，有助于血液循环，拉伸关节筋经，激发肝的机能。

雨　水

春分下厚上且薄，调畅情志以养肝。

少酸略甜粥养胃，捶背升阳驱体寒。

养生提示：雨水节气后，气温逐渐回升，降水也逐渐增多。雨水节气是最容易出现"倒春寒"的季节，春捂也要捂得恰到好处，注意下厚上薄，谨防寒从脚下起。

惊　蛰

惊蛰一到百虫闹，春游丛林防叮咬。

按摩迎香健鼻窍，远离流感鼻炎扰。

养生提示：惊蛰节气有句谚语叫"春雷响，万物长"。"九九"艳阳天正在这个时候。此时外出踏青，一定要防虫类叮咬，避免损害皮肤。

春　分

春椿一把健脾胃，理气抗菌食欲归。

蒸饭且把香菇配，麦菜降脂兼润肺。

养生提示：春分节气后，气候温和，雨水充沛，正是"春困"的高发阶段，但也是调整阴阳平衡的保健时机。在餐桌上，不妨增加点香菇、香椿和香麦菜的摄入量。

清　明

平肝养阴去风热，晚睡早起舒形体。

广步于庭莫久卧，时令青蒿服之宜。

养生提示：清明节气，是一个重要的养生时间段。"断觉春风料峭寒，青蒿黄韭试春盘。"怕上火的人，不妨吃些青蒿蹄花汤。青蒿是清热解毒佳品，再配以猪蹄，更具有滋补润燥的功效。

谷　雨

巧吃三笋养三腑，竹笋护肠排宿毒。

莴苣健胃增食欲，芦笋利水膀胱舒。

养生提示：谷雨节气，气温回升，降雨增多，空气湿度大，要注意排湿排毒。此时被誉为"素食第一品"的竹笋，纷纷破土而出。春笋被誉为"春天菜王"，有润便护肠的功效。

夏季篇

夏季，万物旺盛，其中包括立夏、小满、芒种、夏至、小暑、大暑六个节气。

立　夏

花间漫步养心脾，以指代梳五经拿。

转眼运目好入眠，晨起涌泉多揉擦。

养生提示：立夏后，温度逐渐攀升，人们会烦躁上火，睡眠质量也会有所下降。可以试试中医经典所述的养生方法"拿五经"，即用五指分别点按人头部中间的督脉，两旁的膀胱经、胆经，左右相加，共五条经脉。

小 满

汗多贪凉久损阳，湿多夹热肝脾伤。

肚脐温灸神阙暖，丝瓜入汤湿热光。

养生提示：进入小满节气后，因为高温、多雨等原因，人体阳气容易受损。此时养护阳气、补中益气，按揉足三里穴比较适合，还可以用丝瓜汤祛除体内湿热。

芒 种

暑湿至此渐增多，按摩丰隆梅煮酒。

烦热更需把心静，扩胸拉筋祛烦忧。

养生提示：芒种节气，常与黄梅时节连在一起。空中的湿度增加，人体内的汗液无法通畅地发挥出来，容易导致痰湿内聚。不妨试试按摩丰隆穴。经常按摩此穴，有健脾胃去痰湿的作用。

夏 至

阴阳至此两相转，食苦养心少流汗。

早起晚睡戌时前，菜不过夜多吃鲜。

养生提示："不过夏至不热。"夏至节气后，夏天的"烤"验，才真正开始。让心静下来，可练习中医经典所述健身气功六字诀。六字诀中的呵字诀，尤其适宜夏季练习防治心病，缓解焦躁情绪。

小 暑

常吃水下三鲜菜，粉蒸莲藕除烦热。

水煮鳝片补中气，河蚌煮汤祛热咳。

养生提示：进入小暑后，炎热的气温，使人喜欢呆在空调房里，殊不知，这也是"干眼症"的一个诱因。蚌肉有清热解毒、滋阴明目的功效，此时可多食用。

大 暑

西瓜少食免驻湿，热水多饮防寒湿。

百草为丸三伏贴，冬病夏治最宜时。

养生提示："小暑不算热，大暑三伏天。"三伏中最热的中伏，通常是在大暑节气。西瓜适量食用可以清热，吃多了反而容易驻湿。此时适宜冬病夏治。

秋季篇

秋季是由夏季到冬季的过渡季节。有立秋、处暑、白露、秋分、寒露、霜降六个节气。

立 秋

秋瓜坏肚莫多食，秋膘缓贴勿嫌迟。

滋阴润肺防秋燥，银耳芝麻佐餐食。

养生提示：立秋后，适当地"贴秋膘"，有益于恢复体力，但若贴补过分，且运动不足，消耗的热量过低，则易导致肥胖。

处　暑

着衣常把神阙暖，饮食偏润汤为先。

夜眠早卧半时辰，晨起蜂蜜润喉间。

养生提示：处暑节气，表示炎热暑天快要结束了。这个时节，饮食不宜辛辣刺激，应以滋润的汤品为宜。晚上也不宜睡得太晚，以免贪凉伤身。早晨起来，可喝些蜂蜜水，滋阴润燥。

白　露

桂圆三颗温心脾，颈肩腹足防风迫。

时近初秋渐温燥，荸荠雪梨汁一杯。

养生提示："处暑十八盆，白露勿露身。"白露节气晚上睡觉时，不宜再多露身，以免夜里的寒凉之气侵入机体，诱发疾病。

秋　分

秋凉胃疾渐增多，南瓜煮粥保安康。

重阳登高喊远山，健肺怡情少惆怅。

养生提示：秋分节气后，气候渐凉，是胃病多发的时节。胃肠道对寒冷的刺激非常敏感，此时应特别注意胃部保暖。南瓜性温，味甘，能补中益气，是暖胃佳品，宜多食。

寒　露

晨起行路莫贪早，掌摩后腰肾阳发。

撷来桂蕊做酒酿，暖身活血气自华。

养生提示：民谚有"立秋核桃白露梨，寒露柿子红了皮"之说。柿子有清热去燥、润肺化痰的功效，但柿子虽好，切记不宜空腹食用，也不可多吃，一般一天最好不要超过一个。

霜　降

至此进补最适宜，膏方对症好调理。

大枣煲汤温心脾，热水洗脸冷洗鼻。

养生提示：霜降节气容易出现腹泻，很多人以为是受凉引起的，但如果总是晨泻，便要注意，是不是肾阳受损所致。可选用生姜、大枣等食材煲汤，还要注意腹部及下肢的保暖。

冬季篇

冬季开始，万物收藏。其中有立冬、小雪、大雪、冬至、小寒、大寒六个季节。

立　冬

姜末入饺温三焦，餐后冬枣肠胃调。

散寒来碗神仙粥，白果猪肚喘咳消。

养生提示：立冬节气要注意防"五寒"：一防颈寒，宜备薄围巾或立领装，以便出门时穿。二防鼻寒，晨起冷水搓鼻莫嫌烦。三防肺寒，温肺散寒，来碗神仙粥。四防腰寒，双手搓腰肾阳暖。五防脚寒，家庭足浴赛灵丹。

小　雪

阳升阴降勿多动，偏食辛辣内火起。

按揉太溪养肾经，生吃萝卜熟吃梨。

养生提示：小雪节气，每天坚持按摩太溪穴，有助于滋养肾经。平时不妨试着生吃萝卜熟吃梨。吃萝卜可清热生津，凉血止血，化痰止咳。梨具有润肺清热、养阴生津的作用，熟吃可避免寒凉太过。

大　雪

睡前足浴畅血脉，晨起对足搓涌泉。
舌顶上腭饮玉液，茶熏银海蜜养颜。

养生提示：大雪季节，可双足对搓脚底涌泉穴，用以补肾。道家养生术认为，舌顶上腭时，会有津液溢出，常常吞咽，有杀菌健脾胃的功效。热茶蒸汽，熏蒸双目，有助缓解大雪节气眼干不适等症状。

冬　至

阴极之至阳气生，饺汤补益最相宜。
搓揉耳廓冻疮远，额颈保暖邪难欺。

养生提示：冬至节气，是养生的重要时间点。是阳气开始逐渐萌发生长的时机。平时可吃点饺子。试试拉耳垂、提耳尖和摩耳廓这三种按摩方法，是有益于身体健康的。

小　寒

气血阳虚皆难暖，枣芪炖汤阿胶添。
内服外治莫相忘，常灸气海与关元。

养生提示：小寒节气，是比较冷的时间段。对于气虚、阳虚、血虚人群，这个时候最怕冷。不妨试试汤品驱寒取暖：气虚怕冷，喝黄芪牛肉汤。阳虚怕冷，喝干姜肉桂羊肉汤。血虚怕冷，喝鸡丝阿胶汤。

大　寒

时逢腊八好食养，五谷杂粮细熬粥。

按揉太溪三阴交，敛阴护阳无烦忧。

养生提示：大寒节气，是一年的最后一个节气。此时仍要注意防寒保暖。风寒感冒，可试试热粥暖身散寒。此时还可多按摩太溪穴、三阴交穴，以养阴养肾。

野鹤养生歌谣

十果歌

香蕉清胃火，核桃润肺好。

鲜梨生化润，苹果容颜娇。

柑橘化痰液，乌梅安神妙。

红枣健脾胃，葡萄延衰老。

枸杞补肝肾，抗癌猕猴桃。

十蔬歌

花菜可防癌，番茄营养好。

茄子健脾胃，韭菜壮肾腰。

苦瓜清暑热，苋菜补血效。

芹菜降血压，黄瓜两利①好。

青菜能益肝，萝卜百病消。

四味养生

寒湿花椒最刚强，伤风感冒用生姜。

抗衰杀菌多为蒜，葱可通经补肾阳。

注：生津，化痰，润燥。

养生谣

若要人长寿，保养是关键。

中医乃国粹，黄帝有遗篇。

顺天应时令，阴阳平衡间②。

春至万物苏，五脏重在肝。

盛夏物华茂，抑火养心田。

长夏多湿热，脾阳须保健。

秋天空气燥，养肺宜优先。

冬寒生旺水，固肾保先天。

中医虽玄奥，药食本同源。

五味入五脏，滋身又养颜。

荤素要搭配，青粗鲜素淡③。

---

① 两利：利水、利尿。

② 顺天应时令，阴阳平衡间：《素问·阴阳应象大论》载："阴阳者，天地之道也，万物之纲纪，变化之父母，生杀之本始，神明之府也。""阴胜则阳病，阳胜则阴病。"

③ 青粗鲜素淡：粗粮、杂粮、素菜、清淡、蔬菜要新鲜。

腌炸皆少食，不宜消夜餐。

生命在运动，早晚多锻炼。

动则勿过量，只须微微汗。

闲来动动手，梳叩揉提按①。

冬不过温热，夏不过凉寒。

养生先养德，心志要平淡。

节欲还制怒，戒奢又戒贪。

凡事应知足，为人多向善。

养好精气神，平安到天年。

（三）摄生民谚

冬吃萝卜夏吃姜，不用医生开药方。

早吃生姜，如喝参汤；晚吃生姜，如食砒霜。

夜饭减一口，活得九十九。

萝卜上市，药铺关门。

家备生姜，小病不慌。

每天吃大葱，不用请郎中。

每天吃大蒜，不用去医院。

吃好葱姜蒜，病痛少一半。

大葱蘸酱，越吃越胖。

早吃好，午吃饱，晚吃少。

宁可无肉，不可无豆。

---

① 梳叩揉提按：即梳头、叩齿、揉腹、提肛、按穴。

一日三枣，长生不老。

夏天一碗绿豆汤，解毒去暑赛仙方

今年冬令进补，明年三春打虎。

春吃芽，夏吃瓜，秋吃果，冬吃根。

饭前喝汤，胜过药方。

家有半边莲，可以和蛇眠。

阳春三月三，荠菜当灵丹。

三月茵陈四月蒿，五月六月当柴烧。

若要双目明，粥中加决明。

若要皮肤好，煮粥加红枣。

若要不失眠，煮粥加白莲。

气短体虚弱，煮粥加山药。

心虚气不足，桂圆煨米粥。

欲得水肿消，赤豆煮粥好。

要保肝功好，杞子煮粥妙。

防治足气病，煮粥糙米炖。

上床萝卜下床姜，不找大夫开处方。

饭后百步走，能活九十九。

服药千朝，不若独眠一宿。

睡如猫，精不逃；睡如狗，精不走。

若要身体安，三分饥和寒。

立春雨水到，早起晚睡觉。

笑一笑，十年少。

愁一愁，白了头。

冬不藏精，春必病瘟。

一夜好睡，精神百倍；彻夜难睡，浑身疲惫。

睡前泡泡脚，胜似吃补药。

笑口常开，青春常在。

人有童心，一世年轻。

药补食补，不如心补。

饭养人，歌养心。

心胸宽大能撑船，健康长寿过百年。

刀闲易生锈，人闲易生病。

吃人参不如睡五更。

热水泡脚，如吃补药。

欲得长生，肠中常清。

最好的医生是自己，最好的运动是步行。

九、别裁实录

别裁实录，之所以"别"，是因为这些摄生观念和方法，独辟路径，渗透了佛家和道家的修行思想，包括因果报应规律。看似"别"，其实与传统中医养生文化殊途同归，是中华摄生理论体系的一个组成部分。其核心思想，强调摄生要养德，要清心寡欲，淡然无为，返璞归真，顺应自然。

（一）《中藏经》

"天者阳之宗，地者阴之属。阳者，生之本；阴者，死之基。天地之间，阴阳辅佐者，人也。得其阳者生，得其阴者死。阳中之阳为高真，阴中之阴为幽鬼。故钟于阳者长，钟于阴者短。多热者，阳之主；多寒者，阴之根。阳务其上，阴务其下；阳行也速，阴行也缓。阳之体轻，阴之体重。阴阳平则天地和而人气宁，阴阳逆则天地否而人气厥。故天地得其阳而炎热，得其阴而寒凉。阳始于子前，末于午后；阴始于午后，末于子前。阴阳盛衰，各得其时，更始更末无有不息。人能从之，亦智也。《金匮》曰：秋首养阳，春首养阴。阳无外闭，阴无外侵。……水火相济，上下相寻，人能寻此，永不湮沉，此之谓也。……死生至理，阴阳中明，阴气不下而上，曰断络。阳气上而不下，曰绝经。阴中之邪曰浊，阳中之邪曰清。火来坎户，水到离扃，阴阳相应，方乃和平。阴不足则济之以水母，阳不足则济之以火精。阴阳济等各有攀陵。……阴宜常损，阳宜常盈。居之中者，阴阳匀停。……顺阴者多消灭，顺阳者多长生。……天地阴阳，五行之道，中舍于人。人得者可以出阴阳之数，夺于地之机，曰五行之要，无终无始，神仙不死矣。"

注：此文载于《养生寿老集》。今传《中藏经》，传说为汉末名医华佗所著。有名曰邓处中者，曾为该书作序，言此书系从华氏寝室遗藏中所获，然语多怪诞，不足相信。《隋书》、新旧《唐书》均未著录，疑为六朝人所作，特假托华佗之名以传。

（二）《天隐子养生书》①

"易有渐卦，老氏有渐门。人之修真达性，不能顿悟，必须渐而进之，安而行之，故设渐门。一曰斋戒，二曰安处，三曰存想，四曰坐忘，五曰神解。何谓斋戒？曰澡身虚心。何谓安处？曰深居静室。何谓存想？曰收心复性。何谓坐忘？曰遗形忘我。何谓神解？曰万法通神。"

"何谓安处？曰非华堂邃宇，重褥广榻之谓也。在乎南向而坐，东首而寝，阴阳适中，明暗相半。屋勿高，高则阳

---

① 《天隐子养生书》系唐代司马承桢所作。

盛而明多。屋无卑，卑则阴盛而暗多。故明多则伤魄，暗多
则伤魂。从之魂阳而魄阴，苟伤明暗，则疾病生焉。……吾
所居室四边皆窗户，遇风即阖，风息即开。吾所居座，前帘
后屏，太明则下帘以和其内映；太暗则卷帘以通其外曜。内
以安心，外以安目。心目皆安，则身安矣。明暗尚然，况太
多情欲、太多事虑，岂能安其内外哉？"

（三）《格致余论》①

"凡人之形，长不及短，大不及小，肥不及瘦，人之白，
白不及黑，嫩不及苍，薄不及厚。而况肥人多湿，瘦人多
火，白者肺气虚，黑者肾不足。形色既殊，脏腑亦异，外证
虽同，治法迥别也。"

（四）《事林广记》

"洞神真经曰：养生以不损为延命之术，不损以有补为
卫生之经。居安虑危，防未萌也。不以小恶为无害而不去，
不以小善为无益而不为。起卧有四时之早晚，行止有至和之
常制。谓和筋脉，有偃仰之方。养正除邪，有吐纳之术。流
行荣卫，有补泻之法。节宣劳逸，有予夺之要。忍怒以全阴
气，抑气以全阳气。以清虑去其狂虑，以安闲养其真性。淡

_____

① 《格致余论》系元代名医朱丹溪著。

然无欲，了然无为。处乎寂寞之境，自得希夷之趣。虽少年致损气弱体，及晚年得悟防患。补益气，气既有余则神足矣，自然长生久视也。"（《防患补益》）

"庚申论曰：古人多尽天数，今人不终天年何则？以其罔知避慎，肆情恣欲，酗酒淫色，暗犯天地禁忌。"（《避忌之要》）

"清晨一碗粥，晚饭莫教足。撞动景阳钟，叩齿三十六。大寒一大热，且莫贪色欲。醉饱莫行房，五脏皆翻覆。火艾漫烧身，争如独自宿。坐卧莫当风，频天暖处浴。食后行百步，常以手摩腹。莫食无鳞鱼，诸般禽兽肉。自死禽与兽，食之多命促。"（《孙真人枕上记》）

按：《事林广记》为元朝陈元靓所著，所记者，多系前人至理名言，尤着意道家之说，虽非养生专著，内容亦颇丰富。（载《养生寿老集》）

（五）《清修妙论笺》

《大藏经》曰："救灾解难，不如防之为易；疗疾治病，不如避之为吉。今人见左，不务防之而务救之，不务避之，而务药之。譬之有君者，不思励治以求安；有身者，不能保养以全寿。是以圣人求福于未兆，绝祸于未萌。盖灾生于稍稍，病起于微微。人以小善为无益而不为，以小恶为无损而不改。孰知小善不积，大德不成；小恶不止，大祸起萧墙立至。故太上特指心病要目百行，以为病者之鉴。"

喜怒偏执是一病，亡义取利是一病。

好色坏德是一病，专心系爱是一病。

憎欲无理是一病，纵贪蔽过是一病。

毁人自誉是一病，擅变自可是一病。

轻口喜言是一病，快意遂非是一病。

以智轻人是一病，乘权纵横是一病。

非人自是是一病，侮易孤寡是一病。

以力胜人是一病，威势自协是一病。

语欲胜人是一病，贷不念偿是一病。

曲人自直是一病，以直伤人是一病。

与恶人交是一病，喜怒自伐是一病。

愚人自贤是一病，以功自矜是一病。

诽议名贤是一病，以劳自怨是一病。

以虚为实是一病，喜说人过是一病。

以富骄人是一病，以贱讪贵是一病。

谗人求媚是一病，以德自显是一病。

以贵轻人是一病，以贫妒富是一病。

败人成功是一病，以私乱公是一病。

好自掩饰是一病，危人自安是一病。

阴阳嫉妒是一病，激厉旁悖是一病。

多憎少爱是一病，坚执争斗是一病。

推负著人是一病，文拒钩锡是一病。

持人长短是一病，假人自信是一病。

施人望报是一病，无施责人是一病。

与人追悔是一病，好自怨憎是一病。

好杀虫畜是一病，蛊道厌人是一病。

毁訾高才是一病，憎人胜己是一病。

毒药熿饮是一病，心不平等是一病。

以贤唝嗃是一病，追念旧恶是一病。

不受谏谕是一病，内疏外亲是一病。

投书败人是一病，笑愚痴人是一病。

烦苛轻躁是一病，摘①捶无理是一病。

好自作正是一病，多疑少信是一病。

笑颠狂人是一病，蹲踞无礼是一病。

丑言恶语是一病，轻慢老少是一病。

恶态丑对是一病，了戾自用是一病。

好喜嗜笑是一病，当权任性是一病。

诡谲谀谄是一病，嗜得怀诈是一病。

两舌无信是一病，乘酒凶横是一病。

骂詈风雨是一病，恶言好杀是一病。

教人堕胎是一病，干预人事是一病。

钻穴窥人是一病，不借怀怨是一病。

负债逃走是一病，背向异词是一病。

喜抵捍戾是一病，调戏必固是一病。

故迷误人是一病，探巢破卵是一病。

惊胎损形是一病，水火败伤是一病。

笑盲聋哑是一病，乱人嫁娶是一病。

教人捶摘是一病，教人作恶是一病。

含祸离爱是一病，唱祸道非是一病。

见货欲得是一病，强夺人物是一病。

---

① 摘（tī）：揭发。

"此为百病也。人能一念，除此百病，逐日点检，使一病不作，决无灾害、痛苦、烦恼、凶危，不惟自己保命延年，子孙百世亦永受其福矣。"

《大藏经》曰："古之圣人，其为善也，无小而不崇；其于恶也，无微而不改。改恶崇善，是药饵也，录所谓百药以治之。"

思无邪僻是一药，行宽心和是一药。

动静有礼是一药，起居有度是一药。

近德远色是一药，清心寡欲是一药。

推分引义是一药，不取非分是一药。

虽憎犹爱是一药，心无嫉妒是一药。

教化愚顽是一药，谏正邪乱是一药。

戒敕恶仆是一药，开导迷误是一药。

扶接老幼是一药，心无狡诈是一药。

拔祸济难是一药，常行方便是一药。

怜孤恤寡是一药，矜贫救厄是一药。

位高下士是一药，语言谦逊是一药。

不负宿债是一药，愍慰笃信是一药。

敬爱卑微是一药，语言端悫①是一药。

推直引曲是一药，不争是非是一药。

逢侵不鄙是一药，受辱能忍是一药。

扬善去恶是一药，推好取丑是一药。

与多取少是一药，称叹贤良是一药。

见贤内省是一药，不自夸张是一药。

---

① 悫（què）：诚实，谨慎。

推功引善是一药，不自伐善是一药。

不掩人功是一药，劳苦不恨是一药。

怀诚抱信是一药，覆蔽阴恶是一药。

崇尚胜已是一药，安贫自乐是一药。

不自尊大是一药，好成人功是一药。

不好阴谋是一药，得失不形是一药。

积德树恩是一药，生不骂詈是一药。

不评论人是一药，甜言美语是一药。

灾病自咎是一药，恶不归人是一药。

施不望报是一药，不杀生命是一药。

心气平和是一药，不忌人美是一药。

心静意定是一药，不念旧恶是一药。

匡邪弼恶是一药，听教伏善是一药。

忿怒能制是一药，不干求人是一药。

无思无虑是一药，尊奉高年是一药。

对人恭肃是一药，内修孝悌是一药。

恬静守分是一药，和悦妻孥是一药。

以食饮人是一药，助修善事是一药。

乐天知命是一药，远嫌避疑是一药。

宽舒大度是一药，敬信经典是一药。

息心抱道是一药，为善不倦是一药。

济度贫穷是一药，舍药救急是一药。

信礼神佛是一药，知机知足是一药。

清闲无欲是一药，仁慈谦让是一药。

好生恶杀是一药，不宝厚藏是一药。

不犯禁忌是一药，节俭守中是一药。

谦己下人是一药，随事不慢是一药。

喜谈人德是一药，不造妄语是一药。

贵能援人是一药，富能救人是一药。

不尚争斗是一药，不淫妓眚①是一药。

不生奸盗是一药，不怀咒厌是一药。

不乐词讼是一药，扶老挈幼是一药。

"此为百药也。人有疾病，皆因过恶劣阴掩不见，故应以疾病，因缘饮食、风寒、恶气而起。由人犯违圣教，以致魂迷魄丧，不在形中，肌体空虚，神气不守，故风寒恶气得以中之。是以有德者，虽处幽暗，不敢为非；虽居荣禄，不敢为恶。量体而衣，随分而食。虽富且贵，不敢恣欲。虽贫且贱，不敢为非。是以外无残暴，内无疾病也。吾人可不以百病自究，以百药自治，养吾天和，一吾心志，作耆年颐寿之地也哉！"

朱陶父曰："尘生便扫，莫论是否；百年相聚，何苦烦恼。太虚之内，无物不有，万事从宽，其福自厚。"

《洗心说》："福生于清俭，德生于卑退，道生于安静，命生于和畅。患生于多欲，祸生于多贪。过生于轻慢，罪生于不仁。戒眼莫视他非，戒口莫谈他短。戒念莫入贪淫，戒身莫随恶伴。无益之言莫妄说，不干己事莫妄为。默、默、默，无限神仙从此得。饶、饶、饶，千灾万祸一齐消。忍、忍、忍，债主冤家从此隐。休、休、休，盖世功名不自由。……物顺来而勿拒，物既去而不追。身未遇而勿望，事

---

① 眚（shěng）：灾异；过错。

已过而勿思。聪明多暗昧，算计失便宜。损人终有失，倚势祸相随。"（高濂《遵生八笺》）

（六）日常禁忌

日常十忌：忌早起科头①，忌阴室贪凉，忌湿地久坐，忌冷着②汗衣，忌热着晒衣，忌汗出扇风，忌灯烛照睡，忌子夜房事，忌夏月凉水抹簟③、冬月热火烘衣，忌久观场演剧。（清代徐文弼《修养宜知要知忌知伤第四》）

（七）张其成"三不要"

张其成说，要保持良好心态需做到"三不要"，即"不要紧、不要求、不要脸"。

1. 逆时不要紧

"人生不如意事十之八九。"逆境是每一个人都会遇到的，最重要的是要做到"逆时不要紧"。逆时不要紧，否极则泰来。

无论是遇到险境逆境，还是急事难事，都"不要紧"，

---

① 科头：指不戴帽子。

② 着：穿。

③ 簟：竹席。

要看淡看开，放松心态，不要紧张，不要着急，才能"否极泰来"。

2. 顺时不要求

佛家八苦中的第七苦叫"求不得"。求而贪无厌，贪欲、贪财、贪虚名、贪美色等，但并不是世间你想要的东西都能得到，于是就陷入"求不得之苦"中。如果把自己的心态放空了，就幸福了。大舍才有大得，人的最终归宿是要返璞归真。这才是真正地幸福。养生是为了健康，为了幸福。只有摆脱了人生的执着贪念，才能最终获得幸福。所以说，在顺境乃至任何时候，都不要"求"，保持一个良好的心理状态，得之我幸，不得我命。无欲则刚，不求则乐。

3. 做人不要脸

不要执着于面子，要撕掉自己的面具，返璞归真，无为自然，才能自在逍遥。所以，"不要脸"是符合道的，是自然而然，是虚怀若谷，是谦下不争，是清水出芙蓉，天然去雕饰，记住任何伪装的、刻意的、有心而为的东西，都是不符合道的。所以，任何时候我们都要做到"不要脸"。"三不要"中，"不要脸"是基础，是前提。"不要脸"了，彻底放下了，就容易做到"不要紧""不要求"了。

十、野鹤杂谈

《野鹤杂谈》，是笔者有关摄生的一些心得笔记。因为，大都是一些闲言碎语，无所用心，泛泛而谈，故曰"杂谈"。大意是，养生要回归本原，顺应自然，要有一个平和的心态；要算好健康帐，养什么，怎么养，要做到心中有数。与读者诸君交流，以为互鉴。

（一）论养说"数"

谈到养生，可以说其论著浩如烟海，理论体系也是五花八门，以至弄得人们莫衷一是，不知其所以然。那么，养生到底养什么呢？根据《内经》的法则，结合古今一些名家养生理论，笔者冒昧地进行了粗略归纳，用一组数字来表述，便于大家理解和记忆。这组数字就是"一二三四五"。

所谓"一"，即顺应一个规律：自然规律。
古代哲学家老子提出"顺乎自然"的养生观点。他称自然规律为"一"，并曰："昔之得一者……天得一以清，地得一以宁，神得一以灵，谷得一以盈，万物得一以生"（《道德经》）他还说："人法地、地法天、天法道、道法自然。"这也是历代养生家顺乎自然的养生观的理论来源。专家认为，养生最重要的是观念、境界；其次才是方法、技术。养生要顺其自然，要说养生有道，这个"道"就是自然规律。中医文化是中华传统文化的重要组成部分，其中有一个重要观念，"天人合一"，即人与自然界是一个统一的整体。天有所变，人有所应。有所谓"以自然之道，养自然之身"。明代大医万密斋的养生"四要"，其中重要的一条叫"法时"，这是对"天人合一"养生观最好的诠释。中医之道，不讲征服自然，主张顺应自然。只有顺应自然，顺应人的生命需要，顺应身体旺衰变化去养生，如此才能获得养生真谛。我们不能为养生而养生，刻意行之；也不要把养生搞得很神秘、很玄乎，要把养生融会贯通到日常生活当中。《吕氏春秋》曰："凡生之长也，顺之也。"总之，养生要放松心态，顺应自然变化。

何为"二"呢？即要把握阴阳二者的平衡。

阴、阳，是我国古代哲学概念。事物之所以能运动、发展、变化，根源就在于，事物本身存在着相互对立统一的阴阳两方。阴阳在其运动变化过程中，既是对立的，又是相互依存、相互作用的，在一定条件下，又能相互转化的。将"阴、阳"引入医学领域，强调"治病必求于本"。在中医看来，人体虽然复杂，但说到底，也只存在两种能量：一是阴，一是阳。这两种能量不断变化，便有了人的生、老、病、死。这就告诉我们，所谓养生，就是调节人体的阴和阳。据此，《内经》提出了五条养生法则，即"法于阴阳，和于术数，饮食有节，起居有常，不妄作劳"。而第一条就是要效法"阴阳"。"从阴阳则生，逆之则死；从之则治，逆之则乱。"疾病就是阴阳失和，要么阴盛阳衰，要么阳盛阴衰，强调由"中"致"和"，只有阴阳调和，人就不会生病。《素问·生气通天论》指出："阴平阳秘，精神乃治；阴阳离厥，精气乃绝。"意思是说，只有阳气致密，阴气才能固守，从而保持阴阳的协调平和；若"阳强不能密"，则"阴气乃绝"（人的精气也就竭绝了）。所以，人的身体健康，取决于阴阳平衡。有所谓"阴阳一调百病消。"同时，自然界四时阴阳与人体五脏阴阳相对应，必须相协调，不可违逆，这是养生保健的关键所在。

若问"三"，即要珍惜人生之"三宝"。

道家认为："天有三宝，日月星，人有三宝，精气神"。这里所说的"三"，就是指人的"精、气、神"。中医认为，这就是养生的重点，有所谓"保精、裕气、养神"。"精"和"气"是生命的物质基础，"神"是生命的体现。三者之间的关系，金元四大家之一李东垣讲得十分明白："气乃神之祖，精乃气之子。气者，精神之根蒂也，大矣哉！积气以成精，积精以全神。"《庄子》曰："人之生，气之聚也，聚则为生，散则为死。"明代医学家张景岳说："精之与气，本自互生，精气既足，神自旺矣。"并指出"善养生者，必保其精，精盈则气盛，气盛则神全，神全则身健，身健则病少；神气坚强，老则益壮，皆本乎精。"《黄帝内经》曰："得神者昌，失神者亡。"明代医学家龚廷贤在其养生专著《寿世保元》中说："欲而强，元精去，六神离，元气散，戒之！"因此，养生要注重固其精，裕其气，养其神。自古养生家都认为，精、气、神是构成人体、维持生命活动的基本物质，是脏腑功能综合活动的结果。精充、气足、神全是人体健康的标志。精亏、气虚、神弱为疾病与衰老的原因。为此，重视保养精、气、神，是健康长寿的要诀。如何养好精、气、神？古人提出要"十二少"，戒"十二多"。少思、少念、少欲、少事、少语、少笑、少愁、少乐、少喜、少怒、少好、少恶，行此十二少，养性都契也。多思则神殆，多念则志散，多欲则志昏，多事则形劳，多语则气乏，多笑则脏伤，多愁则心摄，多乐则意溢，多喜则妄错昏乱，多怒则百脉不定，多好则专迷不治，多恶则憔煎无欢。有专家提出，要做到"三寡"：寡欲以养精，寡言以养气，寡思以养神（《九种体质养生全书》）。元朝邹铉《寿亲养老新书》曰："一者少言语养内气，二者戒色欲养精气，三者薄滋味养血气，四者咽精液养脏气，五者莫嗔怒养肝气，六者美饮食养胃气，七者少思虑养心气。人由气生，气由神住，养气全神，可得真道。凡在万形之中，所保者莫先于元气。"同时，也要注意"精气神"作为生命活动的物质基础，必须以饮食来支撑。因此，要加强饮食的摄养。《寿亲养老新书》曰："主身者神，养气者精。益精者气，资气者食。"总之，养好精气神，才能延年益寿。

说到"四"，即要顺应四季变化。

《内经》曰："夫四时阴阳者，万物之根本也。"强调"春夏养阳，秋冬养阴"。养生要按照四时变化规律调养五脏，不可违逆。如果违背了四时气候变化规律，就会导致疾病的发生（其实古代中医，将一年分为五季，即春、夏、长夏、秋和冬，而五季对应于人体五脏）。要求"与四时合其序"。如"肝旺于春，心旺于夏，脾旺于长夏，肺旺于秋，肾旺于冬。"因而，春季要注重养肝，夏季要注重养心，长夏要注重养脾，秋季要注重养肺，冬季要注重养肾。不仅如此，根据古人对自然规律认识的总结，一年有四季，一天也有"四季"。一天是一年的浓缩。人一天的生活节律与一年"春、夏、秋、冬"的变化要符合。晚9点到凌晨3点，是一天的冬季；凌晨3点到上午9点，是一天的春季；上午9点到下午3点，是一天的夏季；下午3点到晚上9点，是一天的秋季；晚9点"立冬"（王惟恒，李艳《十二时辰养生智慧》）。一天对应于一年。因此，也要根据春养生、夏养长、秋养收、冬养藏的养生原则，调节精神生活、起居作息、饮食五味等。

而"五"，即"五行"，指金木水火土五种物质及其运动变化规律。

古代的五行学说，其内涵被相应抽象为对世界万物五种基本属性、相互联系及其规律性运动的概括。五行相生相克，金生水而克木，木生火而克土，水生木而克火，火生土而克金，土生金而克水。传统中医运用五行属性以取类比象，将五行对应人的五脏，形成一个既相生又相克的循环系统。心对应五行属火，为五脏六腑之主，生之本，主神明，主血脉。中医的"心主神明"，主明则下安，以此养生则寿。肝对应五行属木，主升发条达，主藏血。脾胃互为表里，在五行属土。脾主升清，为胃行其津液；胃主受纳腐熟，二者为"五脏六腑之海"、气血生化之源。肺对应五行属金，"相傅之官，治节出焉"，为气之本，主治节，通调水道。肾对应五行属水，主藏精气，主生殖。养生要根据五脏对应、五行相生相克的关系，知其宜忌，定其取舍。尤其在饮食摄养上，必须遵循这一原则。饮食具有酸、辛、苦、咸、甘五味。饮食五味与人之五脏又有密切关系。"酸入肝，辛入肺，苦入心，咸入肾，甘入脾"。五味调和，有利于健康；五味过偏，会引起疾病的发生、人体受伤。《素问·生气通天论》曰："味过于酸，肝气以津，脾气乃绝；味过于咸，大骨气劳，肌短而心气抑；味过于甘，心气喘满、色黑，肾气不衡；味过于苦，脾气不濡，胃气乃厚；味过于辛，筋脉沮弛，精神乃央。"明白了五行之对应于五脏和五味入五脏的道理，我们就掌握了养生要领。

（二）算好健康账

健康，其实是一本平衡账。要求收支要平衡，丝毫不能含糊。而很多人却对怎样算好健康账不够重视，或者是不善于算这笔账，往往是年轻时牺牲健康赚钱，到了年老时，便拿钱去买健康。殊不知，这是极不划算的。人们常说，身体是革命的本钱。有了健康身体，就有了生活的希望。有了希望，才有未来的一切。健康对于每一个人而言，都是极其重要的。因此，须臾不能疏忽。从养生角度讲，要想获得健康，就必须算好平衡账。

那么，这笔账应该怎么算呢？笔者认为，主要有两条。

第一条，是把握两个平衡。一是加减平衡。我们应当明白一个道理，生命只有减法，没有加法。人之寿限，百年之期。我们要让"减"的速度放慢一些，加强保养，损益平衡，以益来补损。如此可望达到自然寿限，或超越这个寿限。如果不注重保养，损而无度，益之不继，这个减法就会加速，生命就会很短促。二是阴阳平衡。中医认为，阴阳平衡，是人体健康的基石。阴盛则阳虚，阳盛则阴虚。无论是阴还是阳，都不能过偏，即不能失衡。一旦失衡，疾病就会随之而来。把握好阴阳的平衡，阳盛要补阴，阴盛要补阳；虚则益之，实则泄之，唯有如此，身体才会平衡，而只有平衡，才能获得健康。

第二条，要牢记三个字：即"早""恒""节"。首先，要立足于一个"早"字。疾病的形成，有一个过程。预防最为重要。怎么防呢？对此，中国古代先贤早有深刻的认识。中医经典《黄帝内经》早就提出："圣人治未病，不治已病。"要"法于阴阳，和于术数，饮食有节，起居有常，不妄作劳"。这里讲了养生的几个关键问题，同时强调任何事情都不能过，"过"即是透支，透支就会失衡。虽然有些透支，可以通过一些修复措施补救，但是，长期透支或透支过度，所造成的伤害，那是无法弥补的。如果一旦到了癌症出现，病入膏肓，则难以治愈，此时再补，为时已晚。因此，治病不如防病，防病要立足于早，防患于未然。

二是，要坚持一个"恒"字。健康账，要经常算。人的健康体魄，先天因素是基础，后天补养是关键。而养生不是一朝一夕的事情，它是一个长期的、渐进的过程。每个人应根据自身的实际情况，在选好养生方法的同时，必须持之以恒，长期坚持。在"常"字上下功夫，养成良好的生活习惯，方为上策。如果朝秦暮楚，猴子扳苞谷式的养生，今天学张三，明天学李四，或是三天打鱼，两天晒网，再好的养生方法，也不会产生效果。

三是，要把握一个"节"字。凡事要有节制，以一颗平常心，面对生活，切勿过奢、过求。《格言联璧》曰："言语知节，则愆尤少。举动知节，则悔吝少。爱慕知节，则营求少。欢乐知节，则祸败少。饮食知节，则疾病少。"切忌趁一时之快，或一己之私，为利欲所惑，而放纵自己的行为。"恬淡虚无，真气从之。"良好的心态，有利于身体健康。这才是养生的要义。

概而言之，健康账，是人生的一本大账。要保持头脑清醒，慎算、精算、时时算；始终注意加与减、阴和阳的平衡。只有这样，才能健康长寿。

（三）酒之利与害

据说，上古的医者主要用酒治病，故医字的繁体字"醫"，从"酉"，即酒也。酒，源于医。酿酒，在我国有着悠久的历史。一说始于夏朝大禹时代的仪狄，有4000多年历史；一说是始于周朝杜康，有3000余年的历史。酒，是粮食的精华，作为饮食物，与人们的日常生活密不可分。自古以来，人们对酒还赋予丰富的文化内涵，使生活丰富多彩。俗话说，无酒不成席，无酒不成礼义。酒，在很多情况下，与人们喜庆之事分不开。同时，也是情感的一种寄托。因此，宴客饮酒，喜事饮酒，庆典饮酒，节日饮酒；以酒消愁，把酒言欢，对酒当歌，等等。大至国宴，小至家宴，都少不了酒。即便是祭祀敬神，也离不开酒。酒的种类很多。从颜色上讲，有白酒、红酒、黄酒；从它的质地讲，有谷酒、药酒、啤酒、果酒、老米酒等等。凡食物都可以酿酒。饮酒的器具也是五花八门，如卣、爵、樽、盏、杯、盅等等。饮酒，历来是人们生活的一部分。历史记载，周代还专设管理酿酒的官员"酒正"。

那么，饮酒有何益处呢？清代名医严西亭说："酒辛甘大热，行十二经络，通血脉，利经骨，温肠胃，润皮肤，引药势上行，少饮则和血行气，壮神御寒，辟邪逐秽。"（《得配本草》）酒，还极富药用价值。唐代大医孙思邈曰："冬服药酒二三两，立春则止，此法终生常乐，则百病不生。"现代医学专家认为，少量饮酒，可预防冠心病。理由是，酒能改善血液循环，抗凝，防止血栓形成（《民间药膳药酒良方选》）。用中药调制的酒可治病养生，历来为中医所倡导。其配方数不胜数，如用蒲公英调配的酒，抗菌消炎、健胃；用春茶调配的酒，强心利尿；用栀子调配的酒，镇静止痛；用天冬调配的酒，益心宁神；用黄精调配的酒，补血治风湿；用胡桃调配的酒，可治腰痛；用乌豆调配的酒，促进乳汁分泌；用人参、枸杞子调配的酒，可治阳痿；用丹参调配的酒，治高血压；用当归调配的酒，治月经不调；用桂圆、红枣、生地、熟地调配的酒，滋阴养血；用冬虫夏草、炙党参、大枣调配的酒，延年益寿，等等（《民间药膳药酒良方选》）。以药酒治病强身，其作用显而易见。大部分药酒，可称作"补酒"。此外，酒还可以作消毒剂外用疗伤。

酒文化是中华传统文化的一部分，融入人们的精神生活，滋润心灵，芳香四溢。自古文人学士多爱饮酒，并为酒起了很多雅名，如金浆、玉液、琼苏等。更有不少名人以酒为题，遣性抒怀。如三国时代的曹操有诗曰："对酒当歌，人生几何?"曹操与刘备对酌，煮酒论英雄；晋代书圣王羲之"修禊事""群贤毕至，少长咸集""曲水流觞"，被后世传为佳话，所作《兰亭序》成为千古名帖；唐代大书法家怀素，人称酒僧，其醉草被称为草书一绝。大诗人李白，号称酒仙，一首《将敬酒》："……人生得意须尽欢，莫莫使金樽空对月。……五花马，千金裘，呼儿将出换美酒，与尔同销万古愁。"为世人津津乐道。《月下独酌》："花间一壶酒，独酌无相亲。举杯邀明月，对影成三人。"更是脍炙人口。王维《渭城曲》："渭城朝雨浥轻尘，客舍青青柳色新。劝君更尽一杯酒，西出阳关无故人。"王翰《凉州词》："葡萄美酒夜光杯，欲饮琵琶马上催。醉卧沙场君莫笑，古来征战几人回?"宋代范仲淹词《苏幕遮》，其中有"酒入愁肠，化作相思泪"；苏东坡《念奴娇》词中有"人生如梦，一樽还酹江月"；《水调歌头》中感叹"明月几时有，把酒问青天"等等，以酒抒怀，淋漓尽致。还有如文学作品《水浒传》很多故事离不开酒，其中武松打虎最为典型。《西游记》中描述的天界，从玉帝到各路神仙都饮酒。在中华传统武术中，有醉拳、醉剑。传说中的济公和尚，常与酒相伴，其形象就是一幅醉态，等等。酒，在社会生活中无处不在。酒，历来为多少人所倾情和陶醉。酒，作为一种文化，可谓丰富多彩。

酒，是一把双刃剑。有其利，亦有其弊。以上说的是酒之利，对人的益处不少。但是，我们也不能忽视酒之弊。《素问·上古天真论》曰："以酒为浆，以妄为常，醉以入房……故半百而衰也。"《千金方》载："久饮酒者烂肠胃，溃经蒸筋，伤神损命。"元代名医忽思慧《饮食正要》曰："酒味甘辛，大热有毒……少饮则佳，多饮伤神损寿，易人本性。其毒甚也。饮酒过度，伤生之源。"中医对饮酒普遍看法是"少饮受益，多饮损命"。酒，不仅伤生，还会害性。古人也曾把"酒"与"色"并称为二害（即"酒色"）。清代金缨在《格言联璧》中说："败德之事非一，而酗酒者德必败；伤生之事非一，而好色者生必伤。"古往今来，因酒而误国、因酒而误事、因酒而丧德的事例，也比比皆是。酒，饮之不当，其祸害不小。对此，当代养生专家提出的养生四大基石，其中就有"戒烟限酒"。笔者想说的是，酒虽好，但要慎饮、少饮，切忌纵酒、酗酒。结论是：饮酒有益，当把握好一个度，切切不能过量。

参 考 文 献

［ 1 ］ 南京中医学院. 中药学概论 ［M］. 北京：人民卫生出版社，1958.

［ 2 ］ 林乾良，刘正才. 养生寿老集 ［M］. 上海：上海科学技术出版社，1982.

［ 3 ］ 王士雄. 随息居饮食谱 ［M］. 窦国祥，校注. 南京：江苏科学技术出版社，1983.

［ 4 ］ 段逸山. 医古文 ［M］. 上海：上海科学技术出版社，1984.

［ 5 ］ 沙少海，徐子宏. 老子全译 ［M］. 贵阳：贵州人民出版社，1989.

［ 6 ］ 孟庆轩，陈国珍. 食物养生200题 ［M］. 北京：金盾出版社，1989.

［ 7 ］ 宋书功. 古今名人长寿要妙 ［M］. 天津：科学技术出版社，1991.

［ 8 ］ 尤廉，庄汉. 食粥养生与治病 ［M］. 上海：科学技术文献出版社，1991.

［ 9 ］ 梁兴才，沈成英. 民间药膳药酒良方选 ［M］. 广西：民族出版社，1991.

［10］ 钱伯文. 养生指南 ［M］. 上海：上海科学技术文献出版社，1993.

［11］ 傅沛藩，姚昌绶，王晓萍. 万密斋医学全书 ［M］. 北京：中国中医药出版社，1999.

［12］ 金缨. 格言联璧 ［M］. 张淇，译注. 太原：书海出版社，2001.

［13］ 乐后圣. 医道 ［M］. 广州：南方日报出版社，2006.

［14］ 高濂. 遵生八笺 ［M］. 王大淳，等整理. 北京：人民卫生出版社，2007.

［15］ 杨力. 周易与中医学 ［M］. 北京：北京科学技术出版社，2008.

［16］ 苏连营. 中华养生宝典 ［M］. 沈阳：辽海出版社，2009.

［17］ 刘永升，等. 全本黄帝内经 ［M］. 北京：华文出版社，2010.

［18］　安家璈. 中国公民健康素养——基本知识与技能（试行）［M］. 北京：化学工业出版社，2010.

［19］　王惟恒，李艳. 十二时辰养生智慧［M］. 北京：人民军医出版社，2011.

［20］　徐大椿. 医学源流论［M］. 北京：中国医药科技出版社，2011.

［21］　王庆其，等. 中医经典必读释义［M］. 北京：中国中医药出版社，2012.

［22］　罗大伦. 罗大伦养生全集［M］. 广西：科学技术出版社，2012.

［23］　李长福. 黄帝内经二十四节气养生法［M］. 北京：中国古籍出版社，2013.

［24］　中国营养学会. 中国居民膳食指南［M］. 拉萨市：西藏人民出版社，2013.

［25］　南怀瑾. 小言黄帝内经与生命科学［M］. 北京：东方出版社，2013.

［26］　慈艳丽. 九种体质养生全书［M］. 乌鲁木齐：新疆人民出版社，2015.

［27］　邢玉瑞. 中医经典词典［M］. 北京：人民卫生出版社，2016.

［28］　罗仁，陈晶. 中医养生经典格言［M］. 北京：人民军医出版社，2016.

后　　记

　　众所周知，人的生命是有限的，有生就有死，这是自然规律，每个人都跳不出这个自然规律。但是，谁都不想过早地结束生命，因而想尽各种办法去探寻生命的奥秘，力求健康长寿。历代医家通过治病防病，不断地总结经验，探索人体生命规律，逐步形成了养生（即古人所谓摄生）学，构建了较为完备的理论体系，留下了许多经典。

　　养生，亦是当今人们的热门话题。几年来，《本草》杂志社在办刊过程中，为了系统地挖掘、整理黄冈中医药文化，酝酿编写一套中医药文化系列丛书。为此，余尝试着将历代名家的一些主要摄生著述、理论观点和名方要诀精选辑录，加上笔者日常所见、所闻、所读、所思、所记的一些心得笔记，编成一本集子，即《摄生心悟》。这本集子关于摄生方面的理论、观点和方法虽然有些零碎，但旨在让大家知晓一些摄生理论源流，掌握一些摄生原则，了解一些摄生知识，力争做到理性而科学地摄生，从而实现健康长寿的愿望。

　　本书分典籍述录、顺天应时、饮食摄养、药物补养、情志调养、要诀名方、妙语箴言、诗歌民谚、别裁实录、野鹤杂谈等十个章目。数十年来，工作之余，我喜欢阅读，喜欢收集历代文献典籍，尤其喜欢收集有关中医摄生著作。因此，本集中所收录的资料，尤其是第一部分"典籍述录"，多半是中医摄生经典，虽然有的是摘录（也有转述），但是书中尽量使用原文，只略加了一些注释和按语。对这些摄生经典，历来多有解读和发挥，书中只做简单交待。最后一部分"野鹤杂谈"，是个人的一些摄生言论，内容拉拉杂杂，故以"杂谈"附之。正如我们日常生活中精粮、细粮吃多了，吃腻了，再吃点粗粮、杂粮，予以调节。本书每个专题前面及文中的一些提示性按语，即"野鹤按"，亦是编者本人对章节所述内容概括的理解和看法，多是有感而发的只言片语，率性而为。摄生涉及传统文化、中医理论，其知识性、专业性都很强，余编著本书常自觉有些冒昧。书中不妥之处，是个人的能力和水平问题，不足为据，读者不必那么较真，有益则取之，无益则弃之，相信不会妨碍大家对经典的欣赏。

黄冈市中医医院对于我们组织编纂的这套中医药文化系列丛书，包括《摄生心悟》，给予了全力支持。值得一提的是，南东求教授对本套丛书的编撰，特别是对本书的编写，给予了鞭策和鼓励。他从事中医教学多年，经验丰富，熟悉中医文化经典，理论功底厚实。他不仅为本书的编写提供了诸多文献资料，还在一些中医药名词术语、中医经典注释和文字处理等方面，花费了不少心血。可以说，没有他的推动和帮助，就不可能有这本书的面世。在此，向所有提供帮助者，表示诚挚的谢意！

夏春明

2019 年 7 月 16 日